近代名医珍本医书重刊大系
（第一辑）

医学达变

张生甫　著

郭家兴　袁小红　点校

天津出版传媒集团

天津科学技术出版社

图书在版编目（CIP）数据

医学达变 / 张生甫著；郭家兴，袁小红点校. --
天津：天津科学技术出版社，2023.1
（近代名医珍本医书重刊大系）
ISBN 978-7-5742-0591-8

Ⅰ.①医… Ⅱ.①张… ②郭… ③袁… Ⅲ.①中医临
床－经验－中国－近代 Ⅳ.①R249.5

中国版本图书馆CIP数据核字（2022）第194708号

医学达变
YIXUE DA BIAN
策划编辑：梁　旭
责任编辑：梁　旭
责任印制：兰　毅

出　　版：天津出版传媒集团
　　　　　天津科学技术出版社
地　　址：天津市西康路35号
邮　　编：300051
电　　话：（022）23332392（发行科）23332377（编辑部）
网　　址：www.tjkjcbs.com.cn
发　　行：新华书店经销
印　　刷：河北环京美印刷有限公司

开本 880×1230　1/32　印张4.25　字数75 000
2023年1月第1版第1次印刷
定价：48.00元

近代名医珍本医书重刊大系第一辑专家组

读名家经典
悟中医之道

扫描本书二维码，获取以下**正版专属资源**

本书音频	畅享听书乐趣，让阅读更高效
走近名医	学习名家医案，提升中医思维
方剂歌诀	牢记常用歌诀，领悟方剂智慧

● **读书记录册**
记录学习心得与体会

● **读者交流群**
与书友探讨中医话题

● **中医参考书**
一步步精进中医技能

扫码添加智能阅读向导
帮你找到学习中医的好方法！

操作步骤指南 ① 微信扫描上方二维码，选取所需资源。

② 如需重复使用，可再次扫码或将其添加到微信"📖收藏"。

目　录

医学达变外编

医学达变序

　　尝观古圣之作《易》也，由奇偶对待，以成两仪四象八卦，复错综其数，而为周天卦数，万有一千五百二十策，以包括万事万物之理，如地载天覆，无所遗佚，此无他，惟善于通变化裁而已。推之于医学，亦何莫不然。夫医者，意也。以其意泛应百病，而每一病证，又有因地因时因人，及其内外标本虚实新旧之不同，斯非善通权达变，化裁尽致，固不能精研极深之病机也。生甫张君，慈溪名士，素抱济世才猷，而仕途坎坷，经纶莫展，遂解组还里，肆志医学，医学固其所素习也。于斯藉医学救世，以酬其利物济人之素志，全活一方，以亿万计。复出其心得，著为成书，向者曾著《虚劳要旨》，已风行海内，家置一编，近又著《医学达变》，约五万余言。大旨分两种，一著一述，洞彻病机之万变，而疏方施治，曲尽其妙，名之曰达变，洵可为名实相符矣。《中庸》曰：动则变，变则化。张君之心，善纯乎化机流行，是以应病机之万变而不穷也。由斯知医界之读其书者，必能瀹其灵明，增其智慧，通变化裁，活活泼泼地，其有益于医界者，何其弘哉。

民国十有三年季冬中旬寿甫张锡纯敬序于沧州立达医院

医学达变序

　　寒暑变而成春秋，日月变而成昼夜，生土质变而成老少，养炭气变而成呼吸，凡蚁附于地球上者，无一年一月一日一时一分一秒有不变之势。而最不知变，最不欲变，必迫于天时人事，环境潮流。驱之使不得不变者，实惟中国之人，乃一变而之船炮，再变而之工艺，三变而之学术，四变而之政治，今且骎骎乎及医界矣。中国科学之程度，以医界为最低，中外冲突之潮流，以医界为最后，而革新之希望，亦以医界为最难，以改革医界之时期而论，犹前清咸同朝之工艺，甲午前之学术，戊戌年之政治也。虽有一二热心早智之士，穷千里目，运广长舌，晓音瘏口，昌言改革。而反对之派，尚居多数，挟食古不化，一成不变之执见，故步自封，苟安简陋。岂知事有古守其常，而今穷其变者，法家例，医学术，其是已。夫事物变无穷也，有其备之，变更出所备外，故变无穷，穷其变者有穷，变无穷，穷其变者当与为无穷，自非挟百试之才，享神明之寿，多其阅历，神其颖悟，鲜有能相瀡相守，以穷无穷之变者，故能如张君寿甫之《衷中参西》，张子寿颐之推陈出新，违古而适合乎古，食古而不泥乎古，时或拾古之遗，纠古之失，补古之阙，释古之疑，已为难能而可贵。今生甫张君，慈溪名士，年逾花甲，与严君痴孙，数十年同志娴书，本通变之宏才，著达变之医学，温故知新，通今博古，化裁尽致，阐发靡遗，是能穷其变，而又善自变之达医也，足与张君寿甫、张子寿颐，鼎足而成三达之名流矣。

中华民国十四年春月印岩何廉臣敬序于越州卧龙山麓之宣化坊

医学达变序

自古立法之多，未有如医学者也。即以寒热虚实四者论，参伍错综，变化无极，以藐然有涯之心，应疾病无涯之变，苟无学说，鲜有不杀人者，故以良相与良医并称，仅言其救人之功。而病变之多，惟将兵凶战危，始可拟之。盖兵刃既接，计略百出，瞬息万变，为将帅而无知彼知己之明，鲜不丧师失地。为医必熟晓治法，始可临证不惧。夫法者，所以处变也。《伤寒》古有三百九十七法，一百一十三方，杂病治法记于载籍者，多至不可记述，固可见变证之多，而且无尽矣。余于海内神交，辄要其著经验心得之书，以垂达变之例，于学者语以多记前贤发明，以应万病之变，是以素不喜派别门户之争。因文字可专宗一家，独成一派。而医病关于性命，与良相身系天下安危同。苟拘执一派，则如房琯车战，赵括读书，害无底止。所谓立法者，即历代相传之医籍，与近今之著作，在古如《内》《难》《本经》《伤寒》《金匮》五者，为医家大经大法，开创医宗，化裁以御变。而后世发明经验之法，如晋、隋、唐、宋诸名贤，及金元刘、张、李、朱，明清孙、王、喻、叶、薛以下诸家，立言各有发明，究不无偏温偏清，偏攻偏补，偏香燥，偏滋黏，偏轻清，均宜博参融会，穷变以汇其通。近张寿甫、何廉臣、陆晋笙、刘蔚楚、裘吉生诸公，均主是说。刘君著一国医宜融会各家，不偏一派论略，又著一中医学说，有本末先后之解释，成综叙统系，指陈得失，或案断该核，颠扑不磨，洋洋千余言，文义兼精，有功于世，深喜吾道不孤。乃者慈溪张君生甫，本其平生心得，有《医学达变》之作，得我心所同然，曲踊三百，张君前著《虚劳要旨》，久已风行海内，斯编一出，定知洛阳纸贵。爰本张君之意而告之曰：法虽无穷，而其为道则一也。《道德经》云：天得一以清，地得一以宁，神得一以灵，谷得一以盈，万物得一以生。《书》云：惟精惟一，允执厥中，故法所以处变，而道所以统一，犹良相治国，法虽多，必归本于仁义，执简以御繁，识多以处变，庶不犯叶氏以药饵为刀刃杀人之诫，而拟于良相之宏济也夫。

民国第一甲子孟冬月无锡周镇小农别署伯华谨序

医学达变序

治病难，用药更难。治病之难难在变，用药之难亦难在变。虽然，病之变也固难治，而用药欲随病之变而变，岂非难之又难乎？或曰医学流传已历四千余年，圣贤辈出，代有名著，苟执古方以疗今病，岂不绰乎有裕哉？余曰唯唯，否否，不然也。试观古昔医贤，如张李刘朱四大家，犹各自一说，偏执一见。若据千古不易之成方，应千变无定之奇症，其不杀人者几希矣。昔吕子有言，良医病万变，治亦万变，是则以变应变，此其所以为良医也。慈溪张生甫先生，医学精邃，经验宏富，目击时医之固执成方而不化，是以有《医学达变》之作，清夜警钟，觉彼迷者，今当付梓有日，聊志数言弁其首，若曰序，则吾岂敢。

民国第一甲子冬至后三日无锡友笙丁士镛敬撰

医学达变序

　　张君生甫，著书既成，征序于余，余受而读之，知其书分内外两编。内编发挥医理，独擅精意，外编纂辑经论，择优列入，著也述也，朗若列眉，署其名曰《医学达变》。夫达变云者，不拘守常法也，天下事有常必有变，处事者宜达不宜拘，医学亦然。苟徒守常法，不知通变，生死反掌，所关岂鲜。张君胸具渊博之学，目放巨大之光，平日间凡医籍，上自《灵》《素》，下逮百家，罔不博览，变通化裁，出以精意，发挥尽致，以成斯编，其用心可谓挚焉。虽医理高深，病变无穷，张君此著，虽未尽医学之变，然神而明之，存乎其人。学者苟能得此著而引伸之，要可触类旁通，妙义环生，左右逢源矣。一隅三反，圣言良不诬也。乃举世医家者流，墨守者多，崇仲景之学者，动则辛温发表，寒凉竞投。宗叶吴之派者，动则辛凉透解，芳香开达。读金元四大家之书者，各是其是，拘一定之方，应千变之病，不以病立法，而以方合病，莫知变通，可胜浩叹。此张君所以耿耿此著，以救世急，其性道实学一卷，宗旨亦大都相同。张君诚抱悲悯之志，惜不得志于时，而以医终。虽然，医能如是，亦何憾于医哉。

民国乙丑春月同邑严鸿基撰

自　序

学问非深造至极，不能有神化之境，然神化当由达变而臻，所谓变则化也。经常之道，犹匠人之规矩，舍规矩而成方圆，无是理也。但泥规矩而拘方圆，非神技也。夫医亦犹是，不识成法，焉有准绳，拘守成法，何能治变，必也守经通权，由常达变，方为医之能事。不然，以一成不变之法，应千变无定之证，难免乎偾事矣。所以先哲有见痰休治痰，见血休治血，汗毋专治汗，热莫徒攻热，喘证休耗气，遗精莫涩泄，明得个中趣，方是医中杰云云者。讵非有鉴于医贵达变之道耶？爰将前圣后贤精颖超特之旨，及鄙人心得新发明之处，分别著述，择尤成帙，名曰《医学达变》，俾举端启悟，庶不致故步自封，以一成不变之法，误千变无定之证耳。往年《虚劳要旨》之刊，专论内伤，而兹编所阐，特推及外感杂证诸说，医苟能由是深造，错综灵变，颖悟妙用，转达转上，极至神矣化矣，此则进乎医之上乘也矣。

民国十三年甲子春慈溪张国华生甫撰

例 言

　　本书分一著一述，内外两编。内编系鄙人自著心得，新发明拙稿，以表不敢一得自秘之意。外编系采述古今来精颖超特要旨，以表好古敏求之意。故序曰分别著述。

　　本书入精深之理，出简明之笔，俾学者一览了然，推广知识，为医学改进之先声也。

　　本书并非徒尚理想空谈，不究事实经验，实有得于几经阅历、苦心体验，而成是帙。

　　本书达变之处，必使理圆辟达，源源本本，奇而不诡于正，此盖本衷圣师，善温故知新而来，故无强辞达理，及妄好立异，或放诞攻击等弊。

　　本书虽未能穷医学之变，但举端启悟，自可为反三之机，破除偏执，差胜故步自封。

　　本书不仅发挥医理，以开生面，且亦稍有文法，或并堪备将来医校论说诵作之一助。

医学达变内编

医道提纲

医之为道，精义入神。农轩首出，医药垂经。以拯疾苦，术斯称仁。三才通贯，万端备陈。脏腑经络，气血精神。天时方宜，病体衰盛。证虽多端，不外三因。寒热虚实，表里邪正。脉证从舍，舌苔辨审。病机变动，方法药性。证因脉治，范围纲领。男女老小，贵贱富贫。形志苦乐，境遇逆顺。声色臭味，好恶动静。饮食起居，昼夜晦明。节候主客，运气微甚。阴阳五行，制化死生。凡关医学，皆当究心。神而明之，存乎其人。

热病于今为烈说

以近时天道地理人事观之，一火局之时代也。尝推气运于邵子《元会运世》，现值午会，火运当旺，天道南行，地理亦然。我国地处亚洲东南，温带居多，人在气交之中，影响于人事者，几动辄是火。饮则白兰地高粱等辛热之酒，食则烹炙厚味，燃火油，吸火烟，以及乘火轮，坐火车，战火炮，种种皆火。即四时之感症，亦火证居多。春有风温，夏有暑湿，秋有燥火，冬有冬温，诸气多从热化，伤寒亦为热病，加以世风不古，物竟愈烈，恬愉淡泊，能有几人。声色货利，纵情角逐，劳精疲神，阴乃大伤，阴伤火必愈旺，故火证于今为烈。此虽由于人事，抑亦天地气运使然，人事如是，药物可知。今寒凉之品，性力亦未免较减，故火证用量，当因时制宜，不可过轻，泻热顾阴，至为切要。且地理上之方隅，于药材亦有关系，药材本讲道地，如均是黄连、牛黄、石斛等品，倭出之性不宜，诚以寒药产于热地，影响所受，恐失药贵道地之本旨也。

伏气温热克传证之险速

温邪上受，首先犯肺，由肺传包络，神识昏谵，此新感温邪之逆传证，人多知之。若伏气温热，邪在少阴，往往克传，甚多不识，今特发明。其症一起，即见身热昏谵，遗尿，痰喘鼾睡，舌强痉厥，囊缩口噤，语塞呃逆等现象，必多不治。盖热伏少阴，心肾二经本相通直捷，此即由肾而心、而肺、而肝、而脾之克传证。

《难经》谓间传者生，克传者死，克传即传其所不胜也，克传尚未至极，或可勉图万一，若已达极点，必不治，虚人更无论矣。

疫证传染之险速

疫邪由口鼻吸入，不但多在膜原，甚者一身具能蔓延，故《难经》谓散在诸经，脉亦无定。盖口通咽喉，鼻通脑脊，喉即通于心肺五脏，咽即通于肠胃六腑。其所以更较温热险速者，以疫症挟毒疠秽恶之邪，一经吸染，毒即猖狂剧发，顷刻脏腑经络、气血精神随邪所至为害，全在火速施法祛除，稍纵即逝，故险速之极，较温热克传尤有甚者。

伏气上蒸勿作内陷

伏气温热蕴结于里不泄，致上蒸头脑，剧痛如劈，西人所谓脑脊膜炎也。甚或昏谵热极，生风挟痰，现狂躁、痉厥、搐搦等危状。达者诊断与经验俱深，灼知理由，拟釜底抽薪，急用承气、凉膈等法出入，希免燎原之险。奈病家与医，往往疑虑，反引伤寒不下嫌迟，及误下内陷之说为阻，不思此特为伤寒热未入里而言，未可概论热已入里也。况其为伏气温热乎？温热原有下不嫌早嫌频之说，下与汗吐本各视其宜，皆令病出外之法。今热已蕴结于里，尚有何内之可再陷，而不令其排泄下达乎？兹特发明，庶执而不化者或知所返矣。

温热汗后身热脉躁治法

温热汗后，应身凉脉静为可治。若汗后身热脉躁，是热与脉不为汗而衰，故《经》谓不治。人亦忽之，然治之得法，亦有生者，倘未至狂言不能食者，可用白虎汤，或加人参治之。因尝读《伤寒论》，不禁恍然。太阳篇中不云：大汗后，大烦渴不解，脉洪大者，白虎加人参汤乎。盖表热得汗应解，今汗后热仍不解，脉洪大，此非液伤热盛，即内热因汗而透发，伏气温热往往有之，故本论又曰：发汗已，身灼热者，名曰风温，其义亦可参观。所以仲师序中谓：若能寻余所集，思过半矣。

阴虚温热昏谵痉厥不可率用至宝丹等治法

温热昏谵痉厥，大抵每用至宝丹等治法，开其内闭，惟遇阴虚不藏精之人，往往反剧，观其面多油光，尺脉虚大，或细数者，此即证至昏谵痉厥，不宜率用此等丹药。以阴本虚，温热又易伤阴，何堪再一派香燥开泄，却夺其阴乎，若苏合香丸之辛温走窜，为祸更烈。今心法以犀角地黄汤加味，灵犀一点通，本能清心通心，佐以淡竹沥、鲜石菖蒲根、川贝、嫩钩藤等，柔润熄风，豁痰宣窍为合，或神犀饮、万氏牛黄清心丸，或雷氏祛热宣窍法，不碍香燥，亦堪随宜酌用。如有下证急者，不得不急下存阴，势尚缓者，或增液承气、黄龙汤等核用。但至宝、紫雪、安宫牛黄之类，以湿热昏厥，或挟痰，及阴未虚者较宜，倘舌已黑燥亦慎用。

湿火引动龙雷火治法

水湿同气，与火相反，乃龙雷之火，有时每因湿火引合而升腾，试证夏秋暑湿熏蒸，云腾雨施，龙雷交作，电光激射可知。夫人身一小天地也，治龙雷火之常法，每用引火归原，及潜阳育阴，惟因湿火为患之证，非其治也。法当清醒脾阳，为心得之秘。凡暑时芳香鲜药，如鲜藿香、佩兰、荷叶等品参用，均能清暑醒脾，脾阳醒，胸中窒塞之阴气自散，烦躁厥逆自除，湿火与龙雷之火亦自清肃，譬天清日朗，云散雨霁，尚何龙雷之有。盖地气必先蒸土为湿，升云致雨，然后龙雷施威，若土不湿，地气于中隔绝，天气不常清乎。

冬不藏精春必病温有二解

冬不节欲藏精，此春必病温者，固也。乃亦有由冬应寒反温，而春病温者，以冬乃归根复命之时，为来年发育之基，若应寒而反温，物则桃李反花，人则劳动汗出，人天相应，当收藏而反发泄，阴精暗耗，冬少蛰藏之本，亦冬不藏精之例也。倘不病冬温，必病春温，盖春时风木司令，阳气弛张升动，阴精更耗，何能供其资吸，势自易于化热，当然必多病温。抵御之术，亦在明哲保身者之预为储精蛰藏，庶可备预不虞。

温热证老人小儿较险

温热固是险症，但同是温热，何老人小儿更较重险？不知小儿阴精未充，老人阴精已衰，一经温热，阴精立涸，有不可向迩之势，伤阴自较大抵更易。故险亦较大抵更剧，全在善医者知机急图，否则多死。常人若不节欲，危险亦犹是也，可不慎哉。

燥证吐白血

燥证吐沫如蟹涎者，白血也。此沫出于肾，以肾虚复感秋燥，化源失滋，肾火上炎，其沫随沸腾咽喉，或虚火逼烁肺中津液，化为白沫，咳嗽吐出。肺失治节，不能调和五脏而生血，每因此多成肺痿肺劳，咳嗽声嘶色败等证，惟虚火，故涎沫白色不变也。

伤寒急下存阴诠

伤寒常法下不嫌迟，况急下乎。又云下能伤阴，何以反云存阴。然不能伤阴者，言妄下与过下也。下不嫌迟者，言热未入里，恐内陷也。若热已入结阳明、少阴、厥阴之里，则悍气君火风木肆虐，其热更烈，烁阴有立尽之势，下则热随下解，譬釜底抽薪，则水可不涸，是急下正惟存阴。急者，急不容缓，正见非急下，即不能存阴也。

热结旁流当下

大便泄泻，本当止之，何堪再下。惟热结旁流，稀水无粪，黏滞不爽，腹仍胀痛。此因燥屎仍在，治当酌用诸承气法下之，燥屎尽而热痛自愈，是亦通因通用之法也。

时疫霍乱

时疫害人之暴烈，莫若霍乱，医籍所载，笔难罄述。寻常霍乱，姑不具论，兹就其所急者论之。大抵其剧发而暴烈者，不外寒热二疫，世人徒多其名，不究其实，如瘪螺痧、吊脚痧、子午痧，及西人名虎列拉之类，名目纷更，医家不知深察，一见吐泻肢冷脉伏，瘪螺转筋等症，只知寒疫霍乱有此现状，概用寒中三阴等法，温热罔忌，梓中者鲜。不知热疫霍乱现证亦颇相类，由口鼻吸受炭气秽气，与身内养气合而化火，始气分而入血分，逆乱肠胃，即挟厥少相火，窜走经络，轻则麻木，重则转筋，热闭胰胆二管，气结不达，血瘀不行，热闭益深，火极似水，此吐泻腹痛，肢冷脉伏，瘪螺转筋，或音低冷汗，种种险候，所由来也。然而非尽无区别也，热疫霍乱，始则脉数，数极则伏，而寒疫则始终不数。热疫霍乱，胸腹热甚，饮啖喜冷，暴注下迫，水液浑浊，舌苔垢浊，或黄黏黑燥，及溲便黄赤等症，而寒疫则异，举一反三，神明在人，苟属寒疫，方投温热，使不深察，鲜不促毙，热疫为证不一，然发于夏秋间者，霍乱为多，夏秋为三气杂至之时，炭气喷薄，秽浊熏蒸，野马飞腾，以息相吹。我国地方又温带居多，且诸气多从热化，故每热疫较多。窃验此证，寒热虽殊，而胸腹不畅则一，每以苦辛之品达其中焦为主治，以芳香淡渗祛秽分清为佐使，兼察夹证为出入，往往获效。盖中焦为上下阴阳之道路，中焦达，斯上下和，清浊不乱，气血不阻，然后肢温脉出，吐泻渐止矣。苟恐缓不济急、急用开窍通经丹药，吹鼻纳脐，脐上鲜姜片盖护艾灸，再烧酒炖樟脑，热擦委中及转筋处，内外兼治，则效较速，不效者莫治。且外治法寒热俱可，学者能将天气地气，岁气时气，体气病气，合而参之，则于时疫暴烈之霍乱，思过半矣。

疫证预测

疫证有因运气太过，司天失守所致者，以其所在命其脏也。假如旧年金运太过，本年厥阴失守，再人有肝虚不及，复遇恐惧疾走，汗出于肝，则金疫所犯，至秋应病，必肝虚人也。观经旨针治之法，应先针补肝俞，次泻肺俞，药食宜苦咸酸气味，慎喜怒，举一可推其余。

《烂喉丹痧辑要》与《白喉忌表抉微》二书辨

近年喉证盛行，如烂喉白喉，俱险速可畏，而所载治法，又各是其说。尚寒凉清里者，诋辛散解表之误，乃有时偏用寒凉失败。尚辛散解表者，诋寒凉清里之非，乃有时偏用辛散增变。观《烂喉丹痛辑要》与《白喉忌表抉微》二书，非适得其反之明证乎。然二书俱井井有条，惜各言其当然，而未言其所以然，令人滋疑，无所适从。间尝推原其故，大抵烂喉丹痧治法，宜新感为病，白喉忌表治法，宜伏气为病。盖伏气喉证，邪先内伏，一时不发，至春夏温热之交，或有所触而发，或无所触而发，一发势如燎原，此冬伤于寒，春必病温之变证也。温盛成毒，其症更重，然则咽喉不现红而反现白者何？不知此正伏气之象，犹伏气温热之苔有粉白，脉有沉细也。伏气温热，原有忌汗之训，病自内发，温热炽盛，若复辛温表散，是火上添油，以风煽火，有不立成灰烬乎？故非寒凉清里，或釜底抽薪等法不可。若新感为病则异是，以邪新感肌表，或吸自口鼻，内传肺胃，肺胃内通咽喉，外主肌肉，或寒邪包火，发而不达，每有烂喉丹痧之证。胃为两阳合明，故涉胃者，甚则发斑，证较重，在肺者，多发痧疹。当邪初外入，故不可妄用寒凉抑遏，务当仍令外出，以面友肌肤痧点透达为吉。若妄用寒凉，多致痧点不起，或一起而反骤隐，往往邪随深陷，多变坏证不治。譬贼初入门，急驱外出，贼自退遁，倘闭门逐盗，反引深入，非大肆劫掠不止，故以辛散解表为合，间有偶用寒凉清里，或下达而愈，此必痧邪透达，但遗热未罄者有之，否则慎用。总之，证有新伏，斯治有攸分，二书虽各是其说，亦在明达者，知其所以然，通变善用而已。

伤寒传经不可拘执

伤寒传经由太阳而阳明少阳，递至太阴少阴厥阴，此言顺序传经之常也。若言其变，有传有不传者，有始终在一经，或三阳经者，或一经罢，而变传属他经者，或一经先病，后与他经并病者，或三阳齐病不传，而为同时合病者，有初起即表里相传，而为两感病者，有初起即为直中阴经者，有初起即在少阳，或阳明，随邪所中部位而病者，非必由太阳传入也。如《经》谓：中于

面则下阳明，中于侧则下少阳，中于背则下太阳。是
即观仲师本论曰：伤寒一日，太阳受之，脉若静者，为
不传也；颇欲吐，若烦躁脉数者，为传也。又曰：伤寒
二三日，阳明少阳证不见者，为不传也。又曰：伤寒三
日，三阳为尽，三阴当受邪，其人反能食而不呕者，此
三阴不受邪也。又曰：伤寒六七日无大热，其人烦躁
者，此为阳去入阴也。邪入阴，故外无大热而内烦躁。
凡此非皆传经不可拘执之明证耶。

伤寒心下痞而复恶寒汗出者附子泻心汤主之解

《论》曰：病发于阴而反下之，因作痞，是痞者，邪
热结于少阴心下也。今有心下痞，而复恶寒汗出者，盖
因邪未入府，禀弱误攻，反伤脾肾元阳，以致恶寒汗
出，邪陷而成痞满。斯元虚邪结，攻补两难，然仲师主
附子泻心，其义颇精。至大便硬，心烦不眠云者，非仲
师原文，乃柯氏之见，不谓明如柯氏，于兹证治犹有疑
议，然而无庸疑议也。今心下痞，则苦寒泻心宜也。入
附子者，以复恶寒汗出也。兹非表邪未解，表阳不固，
盖意在熟附以救根本耳。若云固表，附子何不与桂芍同
用，而与三黄同用乎？再观其以麻沸汤先渍三黄，别煎

附子取汁和服方法，可更知非取其治表，实图泻痞救阳，俾寒热各行其事耳。即诸泻心方法，亦莫不各有精义，他如兼逆满而用半夏泻心，兼水气而用生姜泻心，兼中虚而用甘草泻心。则兹之兼伤脾肾元阳，而用附子泻心也，又何疑议哉。

前夏至日者为病温　后夏至日者为病暑

《经》谓：冬不藏精，春必病温。又谓：冬伤于寒，春必病温。《经》之言温者虽类见，特言春而未及于夏，言温而未兼于暑。今读《热论》谓：前夏至为病温，后夏至为病暑，非言春而及于夏，言温而兼于暑耶。所谓前夏至日者，风木与君火时也。风火相临，寒化为温，阴精不足以承之，故伤寒成温，病随时迁，斯温病数种，出其中焉。春温也，风温也，即初起风木行令，尚有余寒，一为感寒触发，一为感风触发也。温毒也，温病晚发也，即二气君火司权，阳气正升，一为温盛成毒，或温兼秽浊而发，一为伏气内出，较诸温而更晚发也，凡此非皆伤寒成温之发于前夏至日哉，若发于后夏至，而病乃异矣。后夏至为三气杂至之时，热蒸湿腾，所谓暑多挟湿，而暑病发焉，此时不但暴感为病，诸多暑证，即伤寒成温，而发于斯时者，亦不名温，而名暑

矣。他如伤暑中暑之因暑而病者，更无论矣。顾或者谓
《经》曰：人之伤于寒也，则为热病。又曰：热病者，皆
伤寒之类也。而兹则谓前夏至为病温，后夏至为病暑，
得毋殊相背谬乎？然温与暑皆热之类也，如温热暑热是
也，其所以有夏至前后之殊者，盖四时有常序，六气有
常主，人在气交之中，而春温夏暑按时推病，不得不然
者，理之常也。故谨候其时，气可与期，正不得置四时
六气于不论也。

湿证源委

　　湿土在脏腑应脾胃，在运气与经气主太阴。其病自
大暑至白露，在主气之时较多，然位寄中央及四季，木
火金水皆统焉，生长收藏皆寓焉，故四时亦类见，三焦
亦皆有，范围大而兼证亦至繁多，此错杂变动未有甚于
湿证者也。证治以太阴阳明为要点，内湿人所恒有，如
脾土一虚，不能制水，或肾虚水泛，饮食不生精而反生
痰湿，多食生冷更然。外湿如雾露雨水，潮湿蒸触，及
沐浴等皆是。雾露清湿伤于上，雨水潮湿伤于下，下则
利之，上则散之，外则汗之，内则化之。司天在泉，及
运气之湿所应亦各从其类，太过偏胜，即为病矣。人在
气交之中，凡饮食以及感触，既惟湿为多，则病湿自当

然亦多。湿在膜原者，汗吐下所难骤及，证则乍寒乍热，或一日二三度发如疟状，当宣膜原，如草果仁、朴蔻之类，芳宣化达。湿之错综诸邪，犹风之领袖诸邪，与风合即为风湿，与寒合即为寒湿，与暑合即为暑湿，余可类推。但湿令三气杂至，热蒸湿酿，故患湿温湿热，凡属暑湿合病者较多。从口鼻吸受者，由膜原而走中道，蔓延三焦，当分三焦论治。膜原在肺胃间，又云半表半里，故初感即肺胃交病，胸闷不食，寒热如疟，肢体困乏等症，亦有愈后一时胃尚未开者，或余邪尚隐伏未罄，得食即复发者，淹迟难愈。今邪先踞肺胃，必须先宣肺胃，即虚人一时亦不能用补，反锢其邪，虽上焦宜宣肺气，中焦宜运脾阳，下焦宜通腑阳，然宣肺气已扼治湿之要，肺主一身气化总司，气化行则一身之湿自化矣。湿温较湿热难治，湿尚未尽化热，不可径用苦寒直遏，愈致迁延，法宜清宣温化。其证头冒而痛，寒热，或体重酸痛，脉弦细濡弱，间或缓大，面色淡黄，舌苔淡白无荣，胸闷不饥，午夜潮热，状若阴虚，最易误认，治难速已。妄汗，恐湿浊腾蒙清窍，致耳聋昏谵，甚则目瞑不言。妄下，则脾气下陷，湿邪乘势洞泄。润之，则黏滞，更胶结难解。惟三仁汤辈宣化气分为宜，长夏秋冬，病此同法，湿浊之雾漫蕴郁，犹农夫之焦泥暗煅，故其见证如是，不比伤寒之一汗可解，温热之一凉可退。如湿温初起，表里不达，宜先用豆卷、栀、翘、鲜藿、佩兰等，辛香透解，一面佐滑石清降淡渗。如脾胃虚弱，阳被湿困，用芳香以醒脾胃，或用温燥运宣，徒清徒利无益。若湿热则湿已尽化热，其证身热懊忱，汗多肢痛，渴或不渴，溲赤便溏或闭，日晡热甚，或早晨稍退，舌苔白化黄滑，或黄燥兼绛，或灰黄兼黏浊，间或燥白，脉来缓大或数大，轻则清宣淡渗，重则苦寒燥湿清热。若遇兼证变证，酌照兼变治之，有汗多便溏而不解者，正湿热蒸腾，及下注之现状，当渗利小便自效。若二便反因湿阻闭，乃湿热壅遏，三焦气化不宣，当通降或开泄。误用滋黏，反致气滞愈闭，且湿火最易引动龙雷风火。盖手足少阳厥阴，与湿火同气相应，湿火郁极，表里上下充斥，每波及肝胆包络三焦，致龙雷风火窜逆，则昏谵抽搐，气液与痰，激之上涌，形若尸厥。天人相应，观暑湿燠蒸之天，疾风龙雷交作理同，以此每有昏谵，烦躁耳聋，囊缩痉厥，呕逆失血等症之变，宜参清营宣窍，祛热熄风为治。大抵湿遏热伏之证，往往晚发，舌苔厚腻，或底绛苔白，或一时不布，证治迁延不清，阳虚人患此较多，宣化不效，当用开透。暑月伏阴在内，贪凉食冷等情，多致湿遏热伏，势难透化，惟权用辛温，开湿透热，俾热透发，然后再清，源流斯清。或辛温酌复辛凉，机变在人，法先以薷、朴、卷、栀、鲜藿、佩兰、茵、翘、橘红、鲜荷叶等疏中透表，使从汗或疹瘄而解。或以栝蒌、杏、枳、桔、通、滑、芦根、石斛等清利通腑，从二便而解。或汗下兼行，或参夹证，则湿开热透较易。或伏湿未罄，又感秋燥引动，则为燥邪搏湿，有表燥里湿者，有肺燥脾湿者，有上燥下湿者，其证咳嗽痰滞，胁痛胃呆，或寒热如疟，或神气昏沉，状似湿温，脉来短小沉涩，或数涩缓弱，苔腻很滞，甚或光绛少苔，溲短赤浊，大便或不达，或溏溏似痢，或水泻暴注，旋即干秘，治燥碍湿，治湿碍燥，阴虚人更觉棘手。然燥应天气，湿应地气，无能包地，疗治天气，地气自化。但治凉燥，宜微辛轻解之法；治热燥，宜泻白清燥等法。又有夏秋暑湿交蒸，饮食失节，冷暖不慎，或复中虚，往往霍乱暴作，甚或挟秽恶毒厉之邪，或兼湿土运气乖和之年，且每酿成土疫，险速可畏，急宜苦辛达其中焦，兼参夹证，再以辛香辟秽、开窍通经丹药，吹鼻灸脐，内外夹治，转机较速。然湿邪变证甚多，他如痰饮咳嗽，疟疾泻痢，遗浊淋带，以及喘满肿胀黄汗，痔疥脚气等候，穷源竟委，名异源同，多由湿邪流弊之变相也。但病机自内变外者顺，自外变内者逆。证既繁错，治亦多术，姑譬数端，以畅其理。有宜表剂以汗解者，譬阴晦非雨不晴也；有宜风药以胜湿者，譬清风开爽，湿气自消也；或有宜攻其下者，譬水满堤塘，非大决不去也；或有宜温其经者，譬太阳当空，阴湿自除也；若以温燥运其脾湿者，譬灰土揾之，则湿自干也；若以渗利通其小便者，譬导水沟浍，则水自达也。至若香砂六君等剂，治脾虚酿湿，金匮肾气等剂，治肾虚水泛，是治本而非治标之法也。其坏证不越三纲，一如脾郁发黄，秽浊塞窍，及肿胀不消，胃不纳食，为本经自伤也；一如痛泻不止，及肚大青筋，胃不消谷，为土败木贼所胜乘之也；一如湿证极点，脾必传肾，带浊痿躄，羸瘠不食，为乘所不胜，结果脾肾双败也。聊鸣一得，于治湿证或不无小补云尔。

上药三品

用药如用兵，不得已而用之，至有病而用对证疗法，病虽瘳而苦已受，况医药犹待外求。欲筹上策，何如身中自有无尚妙药，不费分文，只需三品，何不常时依法配合，即保康强，神效异常，其方即上药三品精气神，求之身内保吾真。盖人关生死重要者，莫此为最，道家所以谓之三宝。必也清心寡欲，则精自葆，安静胎息，则气自伏，返观内照，则神自凝，三宝既固，病安从来，征之《天真篇》呼吸精气，独立守神等语，于精气神三者深为注意，可见小则卫生保身，大则长生成真，医道通乎仙道，信不诬也。并附补五脏简效方、寡忧言可补肺，戒嗜欲可补肾，祛嗔怒可补肝，少思虑可补心，节饮食劳倦可补脾，如法信用，可辅药饵之不逮，形上为道，形下为器。《内经》天真、调神诸论，精义入神，体其道，不但卫生，且可长生，可见我国上古时医术深讲玄学，岂若西人侈谈卫生，拘拘于形迹已哉。

营行脉中卫行脉外

何气为营，营者，水谷之精气也。何气为卫，卫者，水谷之悍气也。盖营气精专，和调于五脏，洒陈于六腑，乃能入于脉也。其循脉上下，始手太阴而终足厥阴，周而复始，故得行于经隧，以应刻数焉，所谓营行脉中者此也。若卫气则标悍滑利，不能入于脉也，故循四末皮肤分肉之间，熏于肓膜，散于胸腹，上行头目，下入足心，所谓卫行脉外者此也。然合而言之，营卫皆一气之流行也。气中有血，血中有气，并行而不相悖，二者皆受谷气。《经》曰：谷入于胃，以传与肺，五脏六腑，皆以受气，其清者为营，浊者为卫，外内相随，阴阳相贯，如环无端。昼行于阳，夜行于阴，营周不休，大会于气口，诸脉皆变见于此。是营也卫也，异名同类，殊途同归，分之虽有脉中脉外之说，合之殆一气之流行也欤。

肾命为三焦之原

肾中水火同具命门之火，即元阳也。位虽居下，实与三焦少阳之生气相通，《内经》谓少阳属肾，《难经》谓三焦之原者是也。兹以大纲言之。天地之春气始于下，故一阳之元气，必自下而升，而后三焦之普护，乃各见其端。下焦之候如地土，化生之本也。地土有肥瘠而出产异，山川有厚薄而藏蓄异，凡消长盈虚，无不由于阳气，此火能生土之义也。中焦之候如灶釜，水谷之炉也。食强体壮，胃中阳气，其热如釜，观炉火之少一炬，即迟化一刻，多一炬，即速化一刻，此其明证，化则为气血精液，不化为积聚痰饮，此火能化物之旨也。上焦之候如太虚，神明之宇也。神明必本于阳气，阳在下，相火以位，阳在上，君火以明，凡声色动定，贤愚勇怯，无非以阳德为之用，此少火生气之道也。且花木之用在根蒂，炉火之用在柴薪，使真阳不发于渊源，即为无根之火，而烦热格阳等证，即由之而起，甘温除大热，昧者其明此理乎？生者阳之属，《仙经》谓分阳不尽则不死，王应震有诗云：一点真阳寄坎宫，固根须用甘温宗，甘温有益寒无补，堪笑庸医错用功。故阳失所，则折寿而不彰。虽然，阳不可损，亦不可亢，亢则为亢龙有悔，龙起雷随，阴云四合，晦明痞塞，辛然昏厥，故当为初九之潜龙，毋为上九之亢龙，斯阴平阳秘，精神乃治。

育阴化气

人有偏用阳药壮火以益气，往往有损无益。不思壮火所以食气，少火所以生气，惟育阴化气法，有少火生气之益，无壮火食气之损。然育阴何以能化气，此中妙理与蒸水化气同。古方如《金匮》将附桂八味，所以名肾气丸者，颇得此意，寓化气于育阴之中，取其温存下元，酝养肾间冲和动气，则气得所育而化。盖窥《难经》谓：肾间动气者，脏腑之本，呼吸之门，三焦之原之旨也。

少阳属肾肾上连肺

神圣以经络分配脏腑，井井有条，各有所属，传之于经，由来旧矣。故说者谓少阴属肾者有之，少阳属三焦与胆者亦有之，乃不谓少阳属肾，肾上连肺之说，竟出自《经》之《本输篇》也，然《本输篇》之谓此说，夫岂无故而云然哉。不知脏腑经络体用不同，所谓少阴属肾，少阳属三焦与胆者，乃指其体，而兹谓少阳属肾者，特指其用也。夫肾有两枚，犹太极之与两仪，《经》曰：水火者，阴阳之征兆也。左右者，阴阳之道路也。右肾为相火之脏，少阳为生气之原，上合包络，下根右肾，亦为相火，由此言之，同气相求，谓之属肾，有奚不可？然则谓肾上连肺何也？肾位乎下，肺位乎上，不比心肺有密迩之关，肠肺有联络之系，肾之与肺，连何有焉？然而不可拘也，部位虽觉悬殊，气化自相贯通。盖肾中水火同具，左肾为天一之水，右肾为地二之火，少火肾火，二火既有相合之理，则肺金水肾，金水岂无相生之义，左肾之上通肺金，与右肾之统率少火，其揆一也。此即一故神，两故化，神化之道，非神圣其孰能道哉。

《金匮》有四饮对于痰饮主治究属何在

《金匮》论饮有四，证治虽异，然究其病源之由于水则一也，姑无论为悬饮，为溢饮，为支饮，试第就痰饮主治之所在论之。《经》曰：三焦者，决渎之官，水道出焉。膀胱者，州都之官，气化则能出焉。仲景师承经旨，故谓：病痰饮者，当以温药和之。以痰饮之源本乎水，水为阴类，是非温化其气，使从小便去之不可。然更有精焉，呼气短者，用苓桂术甘汤温化太阳水腑而出，吸气短者，用肾气丸，温化少阴水脏而出，水出则澄本清源，痰饮尚何由而复生，此非痰饮之主治所在乎。仲师而下，论痰饮之可从者，有喻氏矣，有柯氏矣，喻氏论崇土以实窠臼，柯氏谓肾为生痰之源，而非脾也，胃为贮痰之器，而非肺也。肺受诸气之清，不受有形之浊，何能贮痰。惟胃为水谷之海，消化失职，则湿酿痰饮者有之。若脾为胃行其津液，又焉能生痰。惟肾为水脏，又为胃关，关门不利，斯聚水为痰饮者有之。然余以为痰饮既不离乎水湿，则治法于脾肺却有关系。盖痰饮之行，气也，治肺是行治节而通水道，痰饮之生聚，胃与肾也，治脾是兼制肾水而胃湿亦化，治肾是理水归壑，不致痰饮沸泛。夫治水泛，莫如真武、肾气丸等，益火之原，以消阴翳；治水沸又当以六味地黄丸等，壮水之主，以镇阳光。自祖述仲师，而参及管见者如此，敢请质诸有道。

二阳结谓之消三阳结谓之隔

消与隔证虽不同，其为热结一也。特同是热结，而何以有二阳谓消，三阳谓隔之别？且消有三消，而兹则混言之曰消，隔有二说，而兹又未指明何隔，是安可略而不论哉？盖所谓二阳者，即阳明也，阳明为两阳合明，其气主燥，其经属胃与大肠，《经》谓：二阳之病，其传为风消。又谓：胃热则消谷，令人悬心善肌，胃中消烁不已，势必由中消而及上消，由上消而及下消，下消乃消之极点也。是《经》虽未尝指明三消，而三消殆有相因而必至耶？至三阳结谓之隔，将以隔食不下为隔乎，抑以隔肠不便为隔乎？然征诸《气厥论》曰：膀胱移热于小肠，为隔肠不便。夫膀胱小肠固三阳也，正与此三阳结谓之隔，互相发明。《经》曰：膀胱者，州都之官，津液藏焉。小肠者，受盛之官，化物出焉。今热结于此，则津液槁而化物窒，此隔塞而不便泻所由来也。古人谓：隔证便如羊矢者，亦可参观而得之矣。彼以隔食不下为隔者，以大小肠膀胱为三阳，三阳下结，食必上逆，故成隔食不下之证，其说似亦近理，要不若以隔肠不便之义为符合也。今姑各存其说，以备参考可也。

二阳之病发心脾有不得隐曲女子不月

《经》曰：任脉通，太冲脉盛，月事以时下。谓非月事之责于冲任耶，而兹谓二阳之病，以致女子不月者，其故何哉？以二阳即阳明胃也，胃为水谷之海，又多血多气之经，其助运化而行津液，则赖于脾，胃与脾脂膜相连，其络上通于心，故能受气取汁，使奉心化赤为血、行经脉而输冲任耳。然则月事虽责于冲任，其实因胃而本心脾也，明甚，乃女于善怀，每多忧郁，有不遂隐曲之事，往往忧郁思虑，病起心脾，尚何能为胃行其津液，受气取汁，奉心化血乎？由是饮食减少，血液生源失养，累及冲任，而不月所由来也。试更进一解，脾胃属土主信，惟信故有经常，然必心脾和畅，助胃运行，生液化血，输入冲任，月事斯信而不失经常矣。此古人以月事名月经月信者，有以也夫。

口甘脾瘅治之以兰辨

口甘脾瘅，脾有积热陈气也。《经》第曰：治之以兰。果何兰欤？或拟兰香，或拟佩兰，或拟兰花之草，种种拟议，莫衷一是。兹就管见意断，窃以为兰花草者是。试据理详陈其说，查《本草原始》云：兰草味辛平无毒，善止消渴，除胸中痰癖，散久积陈郁之气甚有力，兼利水道等语，正与《内经》治之以兰，王冰之注相合，且其图式亦确系兰花草也。虽间有疑兰花之草，并无芳香，焉能治陈积之气，谓必系一种兰香芳草无疑。然以《经》征《经》，《腹中篇》谓：热中消中，不可服膏粱芳草。又云：热气慓悍，芳草气美，二者相遇，恐内伤脾。今脾瘅非热中消中类耶，然则兰香气浓性温，岂脾痒所宜乎，不如兰花草，有芳性而无芳责为宜，此可知用兰花草，而非用兰香及佩兰明甚。不然，或竟用气质幽馨之兰花，亦较善于气浓性温之兰香及佩兰多矣。管见如斯，然乎否乎。

痫证辨治

痫证亦神经病之一种，但发有间断。其因每由性情拘执，或水亏木郁，肝胆拂逆，激动龙雷风火，挟痰冲逆，血气并走于上而然。故证发暴，眩晕昏倒，眼翻口噤，痰声如锯，或吐涎沫，或四肢搐捏。《经》曰：诸热瞀瘛，又曰：诸禁鼓栗，如丧神守，皆属于火。以火能令人昏也。但此证亦分闭脱虚实二种，闭证属实，宜先治标，如当归龙荟丸，或左金丸，及鲜石菖蒲根、淡竹沥、竺黄、嫩钩藤、郁金、橘络、夏枯草等，开泄苦降柔润选用，否则不能熄火清神。若缓图其本，如六味地黄，佐以知、柏、杞、菊、龙、牡、鳖甲、决明、半、贝、橘络、莲子心之类。或奇效青果膏，用青果拾斤，打碎煎汁，去渣熬膏，和生明矾八钱，研极细拌匀，常用一匙，开水冲服，每日数次，久必自愈，神验异常。总理肝熄火，疏络达痰，或去瘀等品，均可视宜采用。大抵起初闭证多而脱证少，倘系体亏脱证，则间当变通，酌用温补理虚。

类血晕证辨治

血晕每多实证，乃有类血晕证，因本妇体弱，去血过多，而气随血脱，致气脱似血晕而非血晕，不可不辨。昧者观其神识昏倒，误认血晕，虚实大异。然气脱何以辨之，其证昏倦，口开手撒，郑声低语，或厥冷遗溺等状，不比血晕恶露未净，逆蒙神明，虽昏晕而无脱象也。一则用生化汤，或清魂泽兰散等加减。一则宜当归补血汤，或独参汤，或参脉散等急扶其气，气回醒苏，再量宜调理。

汗多亡阳又能亡阴辨治

盖闻阳之汗，以天之雨名之，从可知大汗身冷，烦躁面赤，汗多故有亡阳之证。然曰又能亡阴，人窃疑之矣。讵知汗者体阴而用阳，阴阳有互根之理，吾请申其说焉。尝见夫妄汗者，每有喉干舌燥，或耳鸣目眩，及怔忡瞤惕，便难等证之变，凡此非阴阳互根之明征乎，则多汗又能亡阴者，可无疑矣。即仲师于淋家衄家，疮家亡血家，汗家各节，所以谆谆戒汗者，综厚其故，亦何莫而非鉴及于此哉。故拟数法，以备采择。大旨治亡阳，宜甘温以回阳，治亡阴宜甘寒及酸甘以存阴，他如从阴引阳，或阴阳并济，神而明之，存乎其人也可。

甘温回阳法，如真武、四逆、芪附或桂枝加附子等汤，甘寒及酸甘存阴法，如独参汤、参麦散等，从阴引阳及阴阳并济法，如参附或二加龙骨，及参麦回阳汤，其方以四逆汤合参麦散也。

阴虚小便不利辨治

小便不利，恒用五苓之类利之。若因阴虚或气陷之证，每愈利愈闭。古方如滋肾丸，亦育阴化气之旨，不利小便而小便自利，足见制方之妙。治病必求其本，阴虚则火必旺，火旺阴愈虚，而气亦愈耗，是壮火所以食气也。譬枯燥赤锅，气自何生，润自何来，故须泻火育阴之中，用桂少许，俾氤氲以达气化，小便自利，所谓气化则能出焉。名曰滋肾，其义可思，此不利之利，正其妙于利也。如火旺甚者，再加玄参、麦冬，壮水之主，以滋化源，效当更捷，肾气丸亦妙。

泄泻勿拘利小便

尝见用心过度之人，结果每患泄泻，舌苔无荣，困乏不饥，脉多结涩，或弦细，或虚火，饮食无味，以思虑伤脾也。利小便以实大便之常法，治湿泻则可。若因思虑伤脾之证，愈利必中气愈虚而陷，泻更难治，因劳倦者亦然，法宜调中健脾，如补中益气，及归脾、理中、香砂六君等为合。倘病传肾，当兼壮火补母，脾肾同治，如胃关煎、四神丸、肾气丸之类，视宜采用。

入夜潮热勿概泥阴虚

每见入夜潮热，辄谓阴虚，治多乏效。他姑无论，如劳倦及思虑伤脾之证，倦怠乏力，往往入夜微寒，五心烦热，天明向愈，颇类阴虚，概泥常法，治之无效。不知此乃脾阳下陷阴中，营卫不和，非邪亦非阴虚，阳气陷入阴中，故至阴分潮热，惟补中益气汤效如桴鼓，不可不知。又温热瘥后之暮热朝凉，治亦不同，以阴分尚有蕴热未罄，法当清透阴分蕴热，使转出阳分而瘥，以青蒿鳖甲汤为宜。略举一二，庶知返乎。

附论补中益气汤方义

东垣治宗甘温，旨重脾胃，兹方为善治劳倦及思虑伤脾，谷气不盛，阳气下陷阴中，无阳以护营卫，入夜微寒烦热，面黄乏力，多痰少食等症作矣。故用异功散扶脾补中，理气化痰，加归芍和荣，升柴黄芪益气，升提下陷之阳，以护营卫，则营卫冲和，前证自愈。昧者见此，鲜不以为阴虚，知柏地黄不已，继以大补阳丸之味，其弊卒至滋黏滑肠，苦寒败胃，犹不觉悟。呜呼！千百年来，鲜有能鉴及之者，惟东垣洞达此旨，主重脾胃，独出心裁，特制此汤，其功伟矣。超出寻常远矣。惟上盛下虚者不宜。

服药心毋疑虑

心为一身主宰，脏腑气血，精神志意，诸听命于心，故心理有关疗治，可辅医药之未逮。今精神学家疗病，莫非亦心理作用，心为气之帅，心至气亦至焉，即导引术之作用亦然，是心理固甚有关系。即如服药而论，寒热温凉，汗下攻补，虽药性使然，然于心理不无关系。吾以为未服药宜择医，既服药毋疑虑，疑虑心气先阻，药性亦受影响，纵对证之剂，难奏效力，甚或反有他变，则医家亦暗受影响。试观昔有一人，饮酒他家，因疑杯蛇成疾，致心痛惬惬，虑蛇渐食脏腑，迨后始知梁上弓影，疑释病瘳，亦可借观而证明矣。

治莫拘疑

如热以寒疗，投寒而火热反生，寒应热治，进热而沉寒转甚，此喜攻增气之害，亦过治王气之故也。治寒有法，益心之阳，寒亦通行。治热有权，强肾之阴，热亦可化。此求化源之妙也。《经》曰：寒之不寒，是无水也。壮水之主，以镇阳光。热之不热，是无火也。益火之原，以消阴翳。此求其属之道也。肝无补法，滋水可以涵木。肾无泻法，泻肝即以泻肾。土旺而金生，勿拘泥于保肺，即隔治与承制化裁之理也。他如寒因热用，热因寒用，通因通用，塞因塞用，即伏其所主，先其所因，反佐从治之法也。大实有羸状，大虚有盛候，及舍证从脉，舍脉从证，上病治下，下病治上，当分别源流，特出心裁也。补上治上制以缓、补下治下制以急，此适其所至之道也。病有标本，或先本后标，或急则治标，治有缓急之道也。有病则病当之，不必顾忌，治虚实一时权宜之法也。治热以寒，温而行之，治寒以热，凉而行之，诱而攻之之法也。推之丸散汤液针灸等法，亦各有宜与不宜也。总能审机应变，是为善治。

脉贵活看

浮虽属表，而凡阴虚血少，中气亏损，脉每浮而无力，是浮不可概言表。沉虽属里，外邪初感时，寒束皮毛，脉不能达，每见沉紧，以及表阳虚，每见沉迟，是沉不可概言里。迟虽属寒，伤寒初退，余热未罄，脉每迟滑，是迟不可概言寒。数虽属热，伤寒发汗令阳气微，客气动膈，虚热不杀谷，以及虚劳等证，脉每虚数，是数不可概言热。弦强有力类实，而真阴与胃气大亏，及关格真脏等脉，每豁大或弦劲，是强盛不可概言实。代伏沉微结涩类虚，凡痛极气闭，营卫不达，及痰阻不利，腹有结块，脉每代伏结涩。又伏气温热，及热结旁流等证，往往脉多沉弱小涩，初或反身厥冷，乃热蕴里而不达于表，滞于下而不宣于上使然，是代伏结涩，沉微小弱等，均不可概言虚。再有反关斜飞，是不可正位无脉概言无。又脉不应，为不治，然《经》曰：必先岁气，无伐天和，诸不应者，反其诊则见矣，是不应不可概言病不治。又脉有应节候之诊，是不可以应候之脉遽断病。由此类推，可应变矣。

血虚脚肿辨治

大抵脚肿症，常知有湿火下注，湿痰流注，并三痹，及气虚下陷，肾虚水泛等证。而独于血虚脚肿之证，漫不加察，每混作以上法治之无效。是乃以药试病，不思议症用药。拘守成法，而鲜审察变通也。然血虚何以足肿，盖气以血为依归，血虚则气失附丽，卫无营和，气乏所依，流注两足，而足乃虚肿，步履乏力，或怔忡少寐，肌颜无荣，非养荣使气交和不可。法宜当归补血汤，或加桂枝、白芍、甘草、牛膝、木香等治之。

阴虚冬患牙痛辨治

阴虚人曾有冬时患牙痛者，莫明其故，谓春时阳气升动，往往牙痛者，常也。乃至冬寒阴水当旺之时，阴虚得时令之助，何至反有牙痛，孰知此中有深旨存焉。盖天地之阳气，春夏发泄，冬时收藏，试证之井水夏凉冬温可知，人与天地相应。今体既阴虚，冬则阳气归内，阴不胜阳，所以齿牙浮痛。余曾治以知柏地黄等剂辄效。

疳证释义

小儿疳证，大抵多起于饮食不节，脾胃受伤，肝木乘土，生冷油黏甘甜等物，过食成为疳积，故疳字从甘。脾虚肝必旺，虫为风木湿热之化，故肚大青筋，疳膨食积，生虫等证作矣。甚者嗜食泥炭，或茶米等物。又疳者，干也。健运失节，致水谷不化精微，则津液干耗，潮热消瘦，肌肤甲错等证起矣。始则面黄腹膨痛泻，肝木侮土，饮食不生肌肉，继则肝木太过，反致自乘，害目成盲。风气通于肝，故肝病善行而数变。然疳证虽五脏皆有，不仅肝脾，大人有五劳，小人有五疳，要其原因，多起于脾虚肝乘，波及他脏耳。所以变证百出，命名不一，或有脑疳、鼻疳、目疳、口疳、走马疳、病后疳，以及丁奚哺露等疳证名者，医亦穷源竟委，对证发药可也。

阴虚火旺咳嗽吐血之证均指虚劳
何以《金匮·虚劳门》方法治之鲜效

虚劳者，五劳七伤之总名也。证虽多端，其大略不外阴虚阳虚。夫证有阴虚阳虚之分，即治有甘寒甘温之异，此太仆所以有壮水之主，以镇阳光，益火之原，以消阴翳之论也。大抵虚劳之所由来，非一朝一夕之故，其治莫善于防微杜渐，至阴虚火旺，咳嗽吐血而治，亦已晚矣。观《金匮》治虚劳方法，有三大纲，以补虚祛风逐瘀为治，其法鼎立，卓然可拭。特于阴虚火旺咳嗽吐血之证，似少专治，今人概与混施，其未效者，职是故耳。况阴虚火旺，而至咳嗽吐血，本虚劳之危证也，类多不治，欲于死中求生，惟有急则治标，急先理血，继甘寒或咸寒之法，以治其本，或可侥幸图存，所谓能留得一分自家之血，即减得一分上升之火，然此亦仅言治阴虚劳证之大略，非毕阴虚劳证之能事也。盖世之致此证者，其因甚多，即如从饥饱劳役而得者，其伤在足太阴，从嗜欲而得者，其伤在足少阴，从愤怒而得者，其伤在足厥阴，从忧劳悲愁而得者，其伤在手少阴太阴，是皆足致阴虚火旺咳嗽吐血之证。故《难经》曾详五损证治，医者亦博考旁通，其加意机变毋忽。

见痰休治痰

治痰不可徒恃化痰，如礞石、海石、竺黄、枳实等，虽为治痰要品，然有效有不效。何也？盖痰有虚实。虚则有气虚、脾虚、肾虚、肺虚、胃虚、内伤等辨，实则有风、寒、暑、湿、燥、火、外感等殊，故治有宜散、宜和、宜燥、宜润、宜清、宜开、宜攻，及宜温、宜补等法，讵可以一派化痰了事。前论痰饮篇宜参看。

血毋专治血

世之治血证，每一见失血，即用止血之品，且甚有寒凉不已，继以滋补。不思血既离经而为失血，其不能归经之血，一经寒凉凝滞，或滋补留滞，瘀在某经，即出某经病状。盖投寒凉，非真血热妄行不可，投滋补，非察内无留瘀不可。况病各有因，因郁怒者舒郁，虚火者引导，虚寒者温摄，表邪者解散，或应降气，或应调肝。肝不条达，则木郁发火，每致血热妄行，不可不知。血证最忌气喘，夫血犹水，气犹风，风激浪涌，其血有立时冒尽之险，此非急降其气不可。审证疗治，则血自愈，见血治血，反生他变。曾治一妇，因肝郁火逆，致冒血气喘，急用平逆降血调气得效，其方重用生赭石、旋覆花包煎、桑白皮、芩连、广木香、制半夏、生锦纹、焦甘草煎服即效，次以木香、半夏、芩连、易郁金、栝蒌皮、降香、砂仁、白芍，余如前，后以二陈加丹栀、血余、荆芥炭、柏子仁善后。《虚劳要旨》内有"血证辨正篇"，当参看。

汗毋专治汗

发汗止汗，不可专事表散与固表，但表散则有辛温辛凉之异。固表则有自汗盗汗之辨，乃有发汗而汗不出，止汗而汗不止者何？盖汗者，体阴而用阳，以阴液为资料，以阳气为作用，其证因不一。或宜开发上焦肺气，或宜敷布中焦胃气，或宜通利下焦二便，再及清热温中，涌吐消导，调胃等法，亦莫不具有作汗妙用。若止汗亦有当清里与通利二便者，他如甘温回阳以止汗，甘寒及酸甘存阴以止汗，或从阴引阳，或阴阳并济以止汗，随证施治，机变在人。再营卫不和者，和其营卫，大气下陷者，升补中气，甚多获效，此不发之发，不止之止者，正其妙于发而妙于止也。

遗精莫涩泄

非谓遗精必不可固涩，但遗精所因多端，治当机变。乃人见此症，非以为虚，即以为滑，率投固精涩精之剂，卒之遗精如故，甚或反变淋浊，犹不觉悟。盖诚属虚滑，原应固涩，无如此症，往往有痰，有相火，有湿火，有胃中积热，有虚中挟实等辨，何以仅以固涩塞责，源不清而欲塞其流得乎。曾治一友，久患遗精，屡服滋补及固涩，均无效，亦非因欲念与劳倦而遗，惟潮湿天时，夜必难免。余曰：此阴虚挟湿，虚中实证，无怪前此不效，当寓存阴于清利中。乃以六味地黄，合黄柏、砂仁、甘草此三味，即封髓丹方也，效果如神，案详《虚劳要旨》"遗精篇"中。

见燥毋泥燥

曾治一妇，素有大便溏泻，痰多喉燥，胸脘不舒，舌苔黑润边淡白，脉小弱。似乎燥润两难，不知此乃土不生金，脾虚酿湿，所以痰多而便溏，其喉燥胸不畅者，上焦为痰湿所阻，气液不能舒布也。余用温燥理脾，以六君、五苓合治，舌苔黑退气舒，而上燥下湿均愈。若见燥治燥，或燥润兼治，何能得效。即治秋燥，亦不可概用清燥润肺，因燥有胜复之异，凉燥为燥之胜气，热燥为燥之复气，凉燥作次寒论，以凉者寒之渐也。故治凉燥初感于表，头微痛，畏寒无汗，鼻塞咳嗽稀痰，舌苔白薄，法宜苦温平燥，可用清宣及润燥之法。

开胃毋专事香燥消导

人每因中气虚弱，及脾阴不足，健运失常。致倦怠少食，反似饱满，此亦虚有盛候也。或有木乘中土，饥不欲食，食则吐逆等症。医不加察，辄泥用香燥及消导之常法，每致委靡，纳愈不振。不思香燥消导，法宜施于脾不运化。胃有宿滞及痰湿者，若施于上述之证，岂非反耗中气，愈伤脾阴，中土无权，肝木愈横，甚或变鼓胀及关格等证，不可不知。盖中气虚弱，宜大补中气，脾阴不足，宜滋养脾阴，木乘中土，宜调肝和中，则不开胃而胃纳自开矣。故举数端，自可类推。

中气不足则溲便为之变

中气者，实承上辖下之总枢，不但饮食赖以运化精微，即二便亦赖以输送通调，与有关系。夫何率以大便燥湿通塞，与小便之短赤黄浊通闭，每责大小肠膀胱及肾，且每以此为寒热之视线。讵知二便之变动，往往由中气之不足，亦非可拘此以辨寒热。《内经》原有中气不足，则溲便为变之训，人特拘执，鲜融通此旨耳。盖中气虚弱，不能腐化糟粕，致大便燥湿不调，或输送乏力，有似秘结，或气虚下陷，频致虚坐。若小溲因中气虚，不能分清泌浊，自然浑浊不清，及短赤频数者。或中气虚陷，不能转输气化，以致水道通调失常者有之，然则中气之有关二便，安可不通变鉴及哉。

荆防败毒散方义

方名败毒，并不用败毒而用表散，其义何在？盖此中正有深义，以疮毒之发生，其患处多气血凝滞，营卫不和，故有肿痛恶寒，或发热症状。《经》所谓：营气不从，逆于肉里，乃生痈肿是也。所以法宜表散，使营卫疏通，则气血畅往，毒从外泄，毒自不留。盖毒既泄，则疮当瘥，此不败毒而毒自败，不但治阳痈为然，即治阴疽之阳和汤，所以用麻黄温散者，亦寓此意。故其歌曰仗麻黄开腠理，寒转阳和气血行，俾腠理开而营卫调，则寒转阳和，其毒可散，方之所以入神也。

小儿稚阳非纯阳

吾不解夫世之业儿科者，目小儿为纯阳之体，相率传为定论。不思小儿脏腑娇嫩，筋骨柔弱，气血未充，所谓阳者，真稚阳耳。道家谓赤子始生，纯阴属坤，自一岁以至三岁，长元气六十四铢，一阳生乎复卦，五岁二阳生乎临卦，八岁三阳生乎泰卦，十岁四阳生乎大壮，十三岁五阳生乎夬卦，其元气各以次递长，直至十六岁，六阳生乎乾卦，共长元气三百八十四铢，方全纯阳之体。《经》谓：二八肾气盛，天癸至，精气溢泻是也。今何于幼稚之时，辄谓纯阳之体，此说一倡，小儿受其害者不知凡几，每遇外感内伤等证，寒凉不已，恣意克伐，幼稚之阳，剥削殆尽，所以往往变为虚寒慢惊者有之。前哲有鉴于此，故制逐寒荡惊等汤，急用桂附炮姜回阳者，良有以也。不然，其堪妄投大热阳药，尚能起病而不增变乎，则业是道者，亦可知所返矣。

肺司呼吸气化为关主治之重要

《经》云：出入升降，无器不有，出入废，则神机化灭，升降息，则气立孤危。夫出入升降，在人即为呼吸，死生系之矣，然主呼吸之机能，司气化之枢纽，则在于肺，所以人有一时卒死不语，前哲用还魂汤主治者，以麻黄开肺，杏仁通降，甘草协调中气，中央运而四旁如。盖气闭一开，气化自行，则出入升降，枢机即复原状，气行血斯行，其人即苏，不用还魂之品，而寓还魂之妙者，谓非深窥此旨，具有卓识耶。故凡急证用辛皂通关散，吹鼻开窍取效者亦然。他如风温湿热，邪在肺胃，即宜宣肺清胃，则邪去病愈，乃有计不出此。或投抑遏误补，致邪无从宣泄，甚有上冲下迫，上冲即为咳喘失血，蕴热不清，下迫即为肠澼瘕泄，急重腹痛，每变坏证。倘能早知鉴及，云胡不瘳，讵至此哉。略举数端，以充其义，特为肺关主治重要之发明。

脉证合参

假如脉得浮弦数动，证现恶寒发热头痛，是为外感，否则当为阴虚，此一脉非止属一病也。又病热脉当数，若热盛伤气脉反迟，此一病非止拘一脉也。有实证而脉反沉弱似虚者，或邪气壅遏也。有虚证而脉反旺强有力似实者，或元虚邪实也。有脉从而病反者，如《经》曰：诸阳之反，脉至而从，按之不鼓，此为病阳脉阴，为寒盛格阳，非热也。又曰：诸阴之反，脉至而从，按之鼓甚而盛，此病阴脉阳，为热盛拒阴，非寒也。再阳证得阴脉者死，阴证得阳脉者生，此当论外感实证，要非可概论于内伤虚证也。

察舌通变

望问闻切之外，尚有察舌议病之法，虽颇堪为诊断上之一助，然亦有未可尽泥者。吾自经历以来，尝见外感舌苔变动多，而内伤舌苔变动少。上中焦证，其苔变动亦多，而下焦及经络证，其苔变动亦少。内伤证，苔多淡白无荣，至见光绛白糜等苔，不可为矣。若外感证，必至延误成损，始有变为此等舌苔，而为坏证也。又有外感邪被抑遏或误补，致苔不布，而为光绛似虚者亦有之，不可即认为虚，当再用宣透，则苔方布。舌苔之变动，恒赖阴津为资料，故老人病，其苔每多燥白，不甚变动，有时或见厚白，不可误认为湿，皆因气虚不能化津所致。再伏气温热证初起，舌苔亦不甚变动，不可以苔少变动，而视为无关紧要者，舌绛属阳，若绛而萎无荣，亦有属阴，而未必尽阳者。爰将管见所及聊补人所未道，藉以告世之察舌者，俾知通变也。

顽痰多怪证

凡病之多变，莫甚于痰，而内伤外感及杂证中，靡不有焉。外感有痰阻胸膈，致表里不达，而为乍寒乍热，上下拒格，而为上寒下热，或壮热昏沉，渴喜热饮，脉象洪数而滑，右寸沉实。曾用麻杏甘石汤，俾开肺达痰，透表清里而愈。内伤亦有因痰为病，以津液既凝为痰，不复敷布五脏，溉润三焦，致口干咽燥，怔忡烦躁，喘咳便秘，形容憔悴，毛发枯槁，妇女因此月水不通，渐形虚劳之状。至杂证因痰为病，有腰脊酸软，关节疼痛，肢体麻木，状若风湿者；有足肿痹痛，状若脚气者；有肢体红肿，状若游风者；有颈项结核，状若瘰疬者；有嗳气吞酸，嘈杂痞闷，状若胸痹者；有头风眩晕，口眼㖞动，齿牙浮痛，状若阴虚火炎，肝阳上升者；且有或为癫痫，或为疟痢，或为流注，或卧如芒刺，或眼痒流泪，或胸背觉冷，或呕吐黑水绿水，或曾梦刀兵水火，惊畏异常，种种变证，人所莫测，治多无效，孰知皆顽痰多怪证之变相也。惟治神秘沉香丸，逐除顽痰，屡获大效，方以滚痰丸，秘加首药煎同丸，能敛周身之痰，从大肠而下，病去体安，并不大泻伤正，甚为神妙，不可不知。

爱克司光镜与探温器之不足恃

自西医东渐以来，一般喜新厌古者，莫不趋其风矣，以为中医谈理想，何如西医重事实。抑知理想为事实之母，重西医者，亦徒震其名耳。今举其荦荦大端相夸耀者，所谓察人内体有爱克司光镜，察人热度有探温器，其巧原不待言。虽然，巧则巧矣，而妙则未也。盖爱克司光镜能照有形之迹象，不能见无形之气化。以视我国饮上池之水，具洞垣之鉴，能洞烛内体气体，毕露病情者，其神妙为何如耶。至探温器能探浮浅之热，必不能探深入伏藏之热，若遇热深厥深之证，吾恐探温器失其效力，无所施其技矣。余非故为好辨，亦非扬中抑西，特以当今学术昌明之时，不嫌讨论，窃愿将管见所及，与有道诸君一研究也。

中医有难统系之故

我国医道，由来尚矣。乃人所不满意者，谓中医学术一证各是其说，一方互相攻讦，不若西医之学有统系。今欲改进中医，诚非急谋有统系不可，然而统系亦岂易谋哉？然而所以难谋统系者，亦自有故。盖形上为道，形下为器，器粗而道精。中医之道，形上之道也，仁者见仁，智者见智，学术所以悬殊。西医但求形质，中医深究气化，此西医统系易，而中医院系所以难也。然则中医竟不能统系乎？曰：亦惟先编一种有统系之医学，后可渐望有统系之学术，其道以《本经》及《内》《难》《金匮》为根据，至各种外感应宗何家，诸凡内伤应遵何氏，各科杂证应各采集何书，均须从长计议。撷其精华，去其糟粕，注释宜取简明切要，总使各科俱无遗憾，规定一种有统系之医学，俾后学可奉为圭臬，简练揣摩，拟定名曰医统集成，昭告天下，永以此为医学必由之正宗。余则随意旁参而已，然兹事体大，务当征求诸大名家，审查考核，集思广益，乃能蔚为大观。书既规定，学归划一，则于医学统系前途，其庶几乎。

古今医学源流

稽古神农尝百草，辨药性以拯疾苦，黄帝临八极，考五常，乃与岐伯、鬼臾区、雷公等，更相问难，阐发玄微，作《素问》《灵枢》，以垂万世，通贯三才，包括万变，大经大法，由来尚矣。渊源相承，代不乏人。如商之伊尹著《汤液本草》以制方，春秋和缓知晋公疾入膏肓，鲁国之扁鹊著《难经》独阐经秘，西汉仓公，东汉仲景《伤寒》《金匮》，世所宗仰，后汉华佗，剖解针灸，术颇神奇，惜青囊失传，今有遗憾，然皆卓越群流者也。迨晋王叔和《脉经》精详可法，皇甫谧《甲乙经》有功岐黄。下此以往，著述名目繁难备及。若隋之巢元方、全元起，及唐之孙思邈、王焘者，著述盛传，皆医林之白眉也。又宋时钱乙、庞安常，金之成无己、李东垣、刘完素、张洁古、王隐君、朱丹溪、张子和、滑伯仁、罗天益、戴起宗者，各精著述，亦当时之杰也。至若李时珍、陶节庵、王竹斋、薛立斋、缪仲淳、汪石山、程扶生、吴鹤皋、张潞玉、张景岳、赵养葵、王肯堂辈，皆有功医门，可谓极明代之盛矣。迄乎前清，有方中行、喻嘉言、徐忠可、尤在泾、柯韵伯、张隐庵、高士宗、李士材、叶天士、吴鞠通、陈修园等，其继起之盛，讵逊于明耶。而今何如哉？噫！莫为之前，虽美弗彰，莫为之后，虽盛弗传，余未之逮也，而有志焉。

医非小道

呜呼！医岂小道乎哉？吾观儒者治国，医者治身，而实有相需之道焉。无格致诚正之学，则性理不明，而国不可治，无医药疗治之法，则寿命不固，而身不能保。要而言之，治国虽大，而保身尤先。盖无身则谁与为治，故农轩先三代而作医药，观黄帝谓岐伯曰，至哉！圣人之道，天地大化，非夫子孰能通之，请藏灵兰之室，非斋戒不敢示，其崇尚如此，他若圣如孔子，犹重慎疾，贤如希文，愿为良医，道之大小，概可想见。充其量，则通贯三才，神而明，可燮理阴阳，然则医果小道乎哉。

温热颧颊赤莫泥戴阳

戴阳者，赤色，虚阳浮戴于面也。虚劳证中类有之，若伏气温热证却非其例。如太阳之脉色荣颧骨，厥阳荣颊后，忌争见。少阳荣颊前，少阴荣两颐，忌争见。嘉言广其义，谓阳明荣鼻准，太阴荣颐中，忌争见。可知伏气温热亦有面见红赤形状，为温热内炽阴分之候，恐或有拘泥误会，兹特表而出之。

谵语毋尽责胃与包络

今之论谵语者，莫不曰伤寒谵语，属胃热胃实，汗下失当者多，温热谵语，属热入心包，神志昏闭者多，一若二者外，不复知有谵语矣。殊不知此第可言其大略，而未尽谵语之证也。盖谵语属胃与包络者固多，然关于肝热、胆热、肺热及受惊、夹食、夹痰等证者，亦复不少。其关于肝热者，以冲脉丽肝，肝主藏血，即热入血室，与蓄血证之谵语，本论所以有刺期门及小柴胡汤等之法也。其关于肝胆皆热者，以惊虽应胆，然肝与胆为表里，又主藏魂，惊则胆热，肝无不热，所以多有谵语也。其关于肺热者，肺主藏魄，肺受热烁，所以魄亦不宁而谵语也。至于夹食谵语者，以邪与食胶结不解，热盛郁蒸，蒙其神明也。夹痰谵语者，乃痰火攻冲，神志不清也。且此证虚实俱有，实者已上述，虚者精神虚惫，言语间有无伦，所谓实则谵语，虚则郑声是也。谵语之不可尽责胃与包络者如是，孰谓医可执而不化哉。

调经却病源委

天地生生之理，阴阳二气而已。男秉阳，女秉阴，男应日，女应月，男子生气一日一动，女子生气一月一周。夜半子时，男子生机所发，月经行时，女子生意所萌。能于生生之时，加意保养，定可却病延年。每思世间妇女，较男子常逸，富贵之家，衣食房室华美，无饥寒外感劳役之事，然劳伤等疾偏多，何也？盖其受病起于所忽，而不自知。大抵女子年十四而天癸至，月事以时下，际此以生以育，生意勃然，但其将行之时，欲去旧生新，每有烦躁情状异于平时，能于此时，一切饮食起居，七情六淫格外调摄，凡寒凉食物均害生意，况经行时百髓毛孔皆开，旧血由冲脉而下，一遇外感内伤，不论何处，其血即停而不行，甚至后生新血行至停留之处亦渐滞积，此瘀血劳伤，症瘕积聚，瘰病噎膈，行经痛少诸证，所由起也。若经净后，一遇以上感犯等因，所犯之处，便不发生，此血枯虚损，黄瘦乏力，胀闷少纳，酸痛愆期带下诸病，所由生也。彼时感病至微，原不知觉，病成医又随证敷衍，不究所由，妇人所以多病而难治也。再富贵家妇女，素习骄恣，又善掩饰，即行经时，且不禁忌生冷一切等因，常时无论矣。岂知一时思逞有限，日久病苦无穷，种种受患，不能生育康健者，即基于此。今特指出，俾知行经时，一切均须格外谨慎摄养，每月不过五六日，使百病自除，此时服药亦易取效，故去积行瘀，宜于经行时趁势行之，补养调理，宜于经净时乘机助之，其奏功必速于在日，此中转弱为强，斡旋造化，事半功倍，实具至妙玄机。

产后用药亦宜机变

虽云产后忧惊劳倦，气血暴虚，诸证乘虚易犯，何可胜数。如有食毋专消导，有气毋专耗散。热不可任用芩连，寒不可概用桂附，寒则血块瘀痛，热则新血妄行。见表证而轻用麻黄，是重竭其阳。见里证而率用承气，是重亡其阴。耳聋胁痛，或肾虚恶露之停，休用柴胡。谵语多汗，恐元弱似邪之证，非同胃实。厥有阳气之衰，非大补不能回阳而起弱。痓或阴血之虚，非滋荣不能舒筋而活络。乍寒乍热恐类疟，若以疟治，迁延难愈。言语无伦病似邪，若以邪治，转防增变。一应耗气破血之品，汗吐攻下之法，纵宜施诸壮实，岂宜概施胎产等说。原颇近理堪听，然亦当权其缓急轻重，何可尽拘。盖体虚苟患邪实，亦属虚中实证，祛邪即所以安正，所谓急则治标也。不然，邪不去，则正更虚，姑息适以养奸，因遁反致延误，只须认证明确，施治对证，至必要时，虽汗下攻破等剂，在所不忌，但勿过剂可耳。谓余不信，试观《金匮·产后篇》治郁冒解后，发热胃实证，宜大承气汤。又治腹痛恶露不净，脉微实，便闭，日晡烦热更甚，食则谵语，至夜愈，宜大承气汤。又治腹痛，枳实芍药散不愈，为有瘀血着脐下，宜下瘀血汤。以及中风发热，面赤，喘而头痛，用竹叶汤。此非汗下攻破之剂，产后未可尽拘之明证乎。《经》云：有故无殒，亦无殒也。大积大聚，衰其大半而止，妊娠且从权宜，则产后亦从可想矣。

医学达变外编

四气调神

春三月，此谓发陈，天地俱生，万物以荣，夜卧早起，广步于庭，被发缓形，以使志生，此春气之应，养生之道也。逆之则伤肝，夏为寒变，奉长者少。夏三月，此谓蕃秀，天地气交，万物华实，夜卧早起，无厌于日，使志无怒，使气得泄，此夏气之应，养长之道也。逆之则伤心，秋为痎疟，奉收者少，冬至重病。秋三月，此为容平，天气以急，地气以明，早卧早起，收敛神气，无外其志，使肺气清，此秋气之应，养收之道也。逆之则伤肺，冬为飧泄，奉藏者少。冬三月，此谓闭藏，水冰地坼，无扰乎阳，早卧晚起，必待日光，使志若伏若匿，去寒就温，无泄皮肤，使气亟夺，此冬气之应，养藏之道也。逆之则伤肾，春为痿厥，奉生者少。夫四时阴阳者，万物之根本也，所以圣人春夏养阳，秋冬养阴，以从其根。

异法方宜

医之治病也，一病而治各不同，皆愈何也？曰：地势使然也。故东方之域，天地之所始生也，鱼盐之地，海滨傍水，其民食鱼而嗜咸，皆安其处，养其食，鱼者使人热中，盐者胜血，故其民皆黑色疏理，其病皆为痈疡。其治宜砭石，故砭石者，亦从东方来。西方者，金玉之域，沙石之处，天地之所收引也，其民陵居而多风，水土刚强，其民不衣而褐荐，华食而脂肥，故邪不能伤其形体，其病生于内，其治宜毒药，故毒药者，亦从西方来。北方者，天地所闭藏之域也，其地高陵居，风寒冰冽，其民乐野处而乳食，脏寒生满病，其治宜灸焫，故灸焫者，亦从北方来。南方者，天地所长养，阳之所盛处也，其地下，水土弱，雾露之所聚也，其民嗜酸而食胕，故其民皆致理而赤色，其病挛痹，其治宜微针，故九针者，亦从南方来。中央者，其地平以湿，天地所以生万物也众，其民食杂而不劳，故其病多痿厥寒热，其治宜导引按跷，故导引按跷者，亦从中央出也。故圣人杂合以治，各得其所宜。

同遇不同病

有人于此，并行并立，其年之长少等也，衣之厚薄均也，卒然遇烈风暴雨，或病或不病，或皆病或皆不病，其故何也？曰：黄色薄皮弱肉者，不胜春之虚风，白色薄皮弱肉者，不胜夏之虚风，青色薄皮弱肉者，不胜秋之虚风，赤色薄皮弱肉者，不胜冬之虚风也。黑色而皮厚肉坚，不伤于四时之风，其皮薄而肉不坚，色不一者，长夏至，而遇虚风者病矣，其皮厚而肌肉坚者，长夏至，而遇虚风不病矣，必重感于寒，外内皆然乃病。

官能使人

明目者可使视色，聪耳者可使听音，捷疾辞语者可使传论，语徐而安静，手巧而心审谛者，可使行针艾，理血气而调诸逆顺，察阴阳而兼诸方，缓节柔筋而心和调者，可使导引行气，疾毒言语轻人者，可使唾痈咒病，爪苦手毒，为事善伤者，可使按积抑痹，各得其能，方乃可行，其名乃彰。不得其人，其功不成，其师无名，故曰得其人乃言，非其人勿传，此之谓也。手毒者可使试按龟，置龟于器下，而按其上，五十日而死矣。手甘者复生如故也。

阴阳应象

壮火食气，少火生气，重寒则热，重热则寒，寒伤形，热伤气，气伤痛，形伤肿，故先痛而后肿者，气伤形也，先肿而后痛者，形伤气也，风胜则动，热胜则肿，燥胜则干，寒胜则浮，湿胜则濡泻。天不足西北，故西北方阴，而人右耳目不如左明也。地不满东南，故东南方阳也，而人左手足不如右强也。故俱感于邪，其在上则右甚，在下则左甚，此天地阴阳所不能全也，故邪居之。天气通于肺，地气通于嗌，风气通于肝，雷气通于心，谷气通于脾，雨气通于肾，六经为水，肠胃为海，九窍为水注之气，故治不法天之纪，不用地之理，则灾害至矣。

脏腑外候

五脏六腑者，肺为之盖，巨肩陷，咽候见其外。心为之主，缺盆为之道，骷骨有余，以候髑骺。肝者，主为将，使之候外，欲知坚固，视目小大。脾者，主为卫，使之迎粮，视唇舌好恶，以知吉凶。肾者，主为外，使之远听，视耳好恶，以知其性。六腑者，胃为之海，广骸大颈张胸，五谷乃容，鼻隧以长，以候大肠，唇厚人中长，以候小肠，目下窠大，其胆乃横，鼻孔在外，膀胱漏泄，鼻柱中央起，三焦乃约。此所以候六腑也。

论疾诊尺

无视色持脉，独调其尺，以言其病。尺肉弱者，解㑊，安卧脱肉者，寒热，不治。尺肤滑而泽脂者，风也。尺肤涩者，风痹也，尺肤粗如枯鱼之鳞者，水泆饮也。尺肤热甚，脉盛躁者，病温也。其脉盛而滑者，病且出也。尺肤寒，其脉小者，泄，少气。尺肤炬然先热后寒者，寒热也。肘所独热者，腰以上热。手所独热者，腰以下热。肘前独热者，膺前热。肘后独热者，肩背热。臂中独热者，腰腹热。肘后粗以下三四寸热者，肠中有虫。掌中热者，腹中热。掌中寒者，腹中寒，鱼上白肉有青血脉者，胃中有寒。尺炬燃热，人迎大者，当夺血。诊目痛，赤脉从上下者太阳病，从下上者阳明病，从外走内者少阳病。

论人勇怯

勇士者，目深以固，长衡直扬，三焦理横，其心端直，其肝大以坚，其胆满以傍，怒则气盛而胸张，肝举而胆横，眦裂而目扬，毛起而面苍，此勇士之由然者也。怯士者，目大而不减，阴阳相失，其焦理纵，髑骬短而小，肝系缓，其胆不满而纵，肠胃挺，胁下空，虽方大怒，气不能满其胸，肝肺虽举，气衰复下，故不能久怒，此怯士之所由然者也。怯士之得酒，怒不避勇士者，何脏使然？曰：酒者水谷之精，熟谷之液也，其气慓悍，其入于胃中，则胃张气上逆，满于胸中，肝浮胆横，当是之时，固比于勇士，气衰则悔，名曰酒悖也。

人面独耐寒热

十二经脉，三百六十五络，其血气皆上于面而走空窍，其精阳气上走于目而为睛，其别气走于耳而为听，其宗气上出于鼻而为臭，其浊气出于胃走唇舌而为味。其气之津液，皆上熏于面，而皮又厚，其肉坚，故天热甚寒，不能胜之也。

目眩心惑

五脏六腑之精气，皆上注于目而为之精，精之窠为眼，骨之精为瞳子，筋之精为黑眼，血之精为络，其窠气之精为白眼，肌肉之精为约束，裹撷筋骨血气之精而与脉并为系，上属于脑，后出于项中，故邪中于项，因逢其身之虚，其入深，则随眼系以入于脑，入于脑则脑转，脑转则引目系急，目系急则目眩以转矣。目者心使也，心者神之舍也，故神精乱而不转，卒然见非常处，精神魂魄，散不相得，故曰惑也。

气厥论节要

脾移热于肝，则为惊衄。心移热于肺，传为鬲消。肺移热于肾，传为柔痓。肾移热于脾，传为虚，肠澼死，不可治。胞移热于膀胱，则癃，溺血。膀胱移热于小肠，鬲肠不便，上为口糜。大肠移热于胃，善食而瘦人，谓之食亦。胃移热于胆，亦曰食亦。胆移热于脑，则辛頞鼻渊，鼻渊者，浊涕下不止也，传为衄衊瞑目。

咳嗽非独肺也

五脏六腑皆令人咳，非独肺也。皮毛者肺之合也，皮毛先受邪气，邪气以从其合也。五脏各以其时受病，非其时，各传以与之。人与天地相参，故五脏各以治时，微则为咳，甚者为泄为痛。肺先受邪，乘春则肝先受之，乘夏则心先之，乘至阴则脾先受之，乘冬则肾先受之。肺咳之状，咳而喘息有音，甚则唾血。心咳之状，咳则心痛，喉中介介如梗状，甚则咽肿喉痹。肝咳之状，咳则两胁下痛，甚则不可以转，转则两胠下满，脾咳之状，咳则右胁下痛，阴阳引肩背，甚则不可以动，动则咳剧。肾咳之状，咳则腰背相引而痛，甚则咳涎。五脏之久咳，乃移于六腑。脾咳不已，则胃受之，胃咳之状，咳而呕，呕甚则长虫出。肝咳不已，则胆受之，胆咳之状，咳呕胆汁。肺咳不已，则大肠受之，大肠咳状，咳而遗矢。心咳不已，则小肠受之，小肠咳状，咳而失气，气与咳俱失。肾咳不已，则膀胱受之，膀胱咳状，咳而遗溺。久咳不已，则三焦受之，三焦咳状，咳而腹满，不欲食饮，此皆聚于胃，关于肺，使人多涕唾，而面浮肿气逆也。

肠覃石瘕状如怀子

寒气客于肠外，与卫气相搏，气不得营，癖而内著，恶气乃起，瘜肉乃生。其始生也，大如鸡卵，稍以益大，至其成，如怀子之状，久者离岁，按之则坚，推之则移，月事以时下，此其候也。石瘕生于胞中，寒气客于子门，子门闭塞，气不得通，恶血当泻不泻，衃以留止，日以益大，状如怀子，月事不以时下，皆生于女子，可导而下。

五味各有所病

五味入口，各有所走，各有所病。酸走筋，多食之令人癃，及肉胝䐃而唇揭。咸走血，多食之令人渴，及脉凝泣而变色。辛走气，多食之令人洞心，及筋急而爪枯。苦走肾，多食之令人变呕，及皮槁而毛拔。甘走肉，多食之令人悗心，及骨痛而发落。又阴之五宫，伤在五味。味过于酸，肝气以津，脾气乃绝。味过于咸，大骨气劳，短肌，心气抑。味过于甘，心气喘满，色黑，肾气不衡。味过于苦，脾气不濡，胃气乃厚。味过于辛，筋脉沮弛，精神乃央。是故谨和五味，骨正筋柔，气血以流，腠理以密，谨道如法，长有天命。

八虚以候五脏

肺心有邪，其气留于两肘。肝有邪，其气留于两腋。脾有邪，其气留于两髀。肾有邪，其气留于两腘。凡此八虚者，皆机关之室，真气之所过，血络之所游，邪气恶血，固不得住留，住留则伤筋络骨节，机关不得屈伸，故痀挛也。

疟邪非必尽客风府

卫气每至于风府，腠理乃发，发则邪气入，入则病作。今卫气日下一节，其气之发也不当风府，其日作者奈何？曰：此邪气客于头项，循膂而下者也，故虚实不同，邪中异所，则不得当其风府也，故邪中于头项者，气至于头项而病，中于背者，气至于背而病，中于腰脊者，气至于腰脊而病，中于手足者，气至于手足而病。卫气之所在与邪气相合则病作，故风无常府，卫气之所发，必开其腠理，邪之所合则其府也。夫疟气者，并于阳则阳胜，并于阴则阴胜，阴胜则寒，阳胜则热。疟者风寒之气不常也，病极则复，极则阴阳俱衰，卫气相离，故病得体。

两感伤寒

人之伤于寒也，则为病热，热虽甚不死。其两感于寒而病者，必不免于死。其不两感于寒者，七日巨阳病衰，头痛少愈。八日阳明病衰，身热少愈。九日少阳病衰，耳聋微闻。十日太阴病衰，腹减如故，则思饮食。十一日少阴病衰，渴止不满，舌干已而嚏。十二日厥阴病衰，囊纵，少腹微下，大气皆去，病日已矣。热病已愈，时有所遗者何也？曰：诸遗者，热甚而强食之，故有所遗也。若此者，皆病已衰，而热有所藏，因其谷气相薄，两热相合，故有所遗也。热病当何禁之？病热少愈，食肉则复，多食则遗，此其禁也。其两感于寒者，病一日则巨阳与少阴俱病，则头痛口干而烦满。二日则阳明与太阴俱病，则腹满身热，不欲食谵语。三日则少阳与厥阴俱病，则耳聋囊缩而厥，水浆不入，不知人，六日死。凡病伤寒而成温者，先夏至日者为病温，后夏至日者为病暑，暑当与汗皆出，勿止。

热病察色

肝热病者左颊先赤，心热病者颜先赤，脾热病者鼻先赤，肺热病者右颊先赤，肾热病者颐先赤，病虽未发，见赤色者刺之，名曰治未病。太阳之脉，色荣颧骨，热病也，荣未交，曰今且得汗，待时而已。与厥阴脉争见者，死期不过三日，其热病内连肾。少阳之脉，色荣颊前，热病也，荣未交，曰今且得汗，待时而已。与少阴脉争见者，死期不过三日。热病气穴：三椎下间主胸中热，四椎下间主鬲中热，五椎下间主肝热，六椎下间主脾热，七椎下间主肾热，荣在骶也。

辟疫之法

五疫之至，皆相染易，无问大小，病状相似，不施救疗，如何可得不相移易者？然不相染者，正气存内，邪不可干，避其毒气，天牝从来，复得其往，气出于脑，即不邪干。余按正气存内，即正能胜邪也，气出于脑，即吹鼻取嚏，引邪外出也。

六淫胜平

风淫所胜，平以辛凉，佐以苦甘，以甘缓之，热淫所胜，平以咸寒，佐以苦甘，湿淫所胜，平以苦热，佐以酸辛，以苦燥之，以淡泄之。湿上甚而热，治以苦温，佐以甘辛，以汗为故而止，火湿胜平，与热淫同，燥淫所胜，平以苦温，佐以甘辛，以苦下之，寒淫所胜，平以辛热，佐以甘苦。

六气五类有相胜制

岁有胎孕不育，治之不全，何气使然？曰：六气五类，有相胜制也，同者盛之，异者衰之，此天地之道，生化之常也。故厥阴司天，毛虫静，羽虫育，介虫不成；在泉，毛虫育，倮虫耗，羽虫不育。少阴司天，羽虫静，介虫育，毛虫不成；在泉，羽虫育，介虫耗不育。太阴司天，倮虫静，鳞虫育，羽虫不成；在泉，倮虫育，鳞虫不成。少阳司天，羽虫静，毛虫育，倮虫不成；在泉，羽虫育，介虫耗，毛虫不育。阳明司天，介虫静，羽虫育，介虫不成；在泉，介虫育，毛虫耗，羽虫不成。太阳司天，鳞虫静，倮虫育；在泉，鳞虫耗，倮虫不育。诸乘所不成之运，则甚也。故气主有所制，岁立有所生，地气制己胜，天气制胜己，天制色，地制形，五类衰盛，各随其气之所宜也。

五夺五逆五实五虚

形肉已夺，是一大夺也，大夺血之后，是二夺也，大汗出之后，是三夺也，大泄之后，是四夺也，新产及大血之后，是五夺也，此皆不可泻。五逆，热病脉静，汗出脉盛躁，是一逆也，病泄脉洪大，是二逆也，著痹不已，䐃肉破，身热脉偏绝，是三逆也，淫而夺形，身热色夭然白，及后下血衃，血衃笃重，是四逆也，寒热夺形，脉坚搏，是五逆也。又腹胀身热脉大，是一逆也，腹鸣而满，四肢清泄，脉大，是二逆也，衄而不止，脉大，是三逆也，咳且溲血，脱形，其脉小劲，是四逆也，咳脱形身热，脉小以疾，是五逆也，如是者不过十五日而死矣。又腹大胀，四末清，脱形泄甚，是一逆也，腹胀便血，脉大时绝，是二逆也，咳溲血，形肉脱，脉搏，是三逆也，呕血胸满引背，脉小以疾，是四逆也，咳呕腹胀且飧泄，其脉绝，是五逆也，如是者不及一时而死矣。痈疽亦有五逆，其白眼青，黑眼小，是一逆也，内药而呕，是二逆也，腹痛渴甚，是三逆也，肩项中不便，是四逆也，音嘶色脱，是五逆也。除此五者为顺矣，脉盛，皮热，腹胀，前后不通，闷瞀，此为五实，死。脉细，皮寒，气少，泄痢前后，饮食不入，此为五虚，死。若浆粥入胃，泄注止，则虚者活。身汗得后利，则实者活。此其候也。

诸脱证状

精脱者耳聋，气脱者目不明，津脱者腠理开，汗大泄，液脱者骨属屈伸不利、色夭脑髓消、胫酸耳数鸣，血脱者色夭然不泽、其脉空虚，此其候也。脱阴者目盲，脱阳者见鬼。

诊断绝证

手太阴气绝则皮毛焦，太阴者，行气于皮毛者也，故气不荣则皮毛焦，津液去，皮节爪枯毛折，毛折则毛先死，丙笃丁死，火胜金也。手少阴气绝则脉不通，血不流，髦色不泽，故面黑如漆，血先死，壬笃癸死，水胜火也。足太阴气绝则脉不荣肌肉，唇舌者肌肉之本也，脉不荣则肌肉软，舌萎，人中满，人中满则唇反，唇反则肉先死，甲笃乙死，木胜土也。足少阴气绝则骨枯，少阴者冬脉也，伏行而濡骨髓者也，故骨不濡，则骨肉不相亲，肉软却，齿长而垢，发无泽，发无泽骨先死，戊笃己死，土胜水也。足厥阴气绝则筋绝，厥阴者肝脉也，肝者筋之合也，筋者聚于阴器而络于舌本，故脉弗荣，则筋急引舌与卵，故唇青舌卷卵缩，则筋先死，庚笃辛死，金胜木也。五阴气俱绝，则目系转，转则目运，目运为志先绝，远则一日半死矣。六阳气绝，则阴阳相离，离则腠理发泄，绝汗乃出，旦占夕死，夕占旦死。

病机精要

　　诸风掉眩，皆属于肝。诸寒收引，皆属于肾。诸气愤郁，皆属于肺。诸湿肿满，皆属于脾。诸疮痛痒，皆属于心。诸热瞀瘛，皆属于火。诸禁鼓栗，如丧神守，皆属于火。诸逆上冲，皆属于火。诸躁狂越，皆属于火。诸病胕肿，疼酸惊骇，毕属于火。诸胀腹大，皆属于热。诸病有声，鼓之如鼓，皆属于热。诸转反戾，水液浑浊，皆属于热。诸呕吐酸，暴注下迫，皆属于热。诸病水液，澄澈清冷，皆属于寒。诸痉强直，皆属于湿。诸暴强直，皆属于风。诸痿喘呕，皆属于上。诸厥固泄，皆属于下。诸脉者皆属于目，诸髓者皆属于脑，诸筋者皆属于节，诸血者皆属于心，诸气者皆属于肺。故大要曰：谨守病机，各司其属，有者求之，无者求之，盛者责之，虚者责之，必先五胜，疏其血气，令其调达，而致和平，此之谓也。

治则精要

辛甘发散为阳，酸苦涌泄为阴，咸味涌泄为阴，淡味渗泄为阳。六者或收或散，或缓或急，或燥或润，或软或坚，以所利而行之，木郁达之，火郁发之，土郁夺之，金郁泄之，水郁折之，调其气使其平也。形不足者，温之以气。精不足者，补之以味。劳者温之，损者温之，坚者削之，客者除之，结者散之，留者攻之，燥者濡之，急者缓之，散者收之，逸者行之，惊者平之，上之下之，摩之浴之，薄之劫之，开之发之，适事为故。微者逆之，甚者从之，从而逆之，逆而从之，疏气令调，则其道也。从少从多，观其事也。热因寒用，寒因热用，塞因塞用，通因通用，必伏其所主，先其所因，其始则同，其终则异，可使破积，可使溃坚，可使气和，可使必已，诸寒之而热者取之阴，热之而寒者取之阳，所谓求其属也。服寒而反热，服热而反寒，其故何也？治其王气，是以反也。不治王而然者何也？曰：不治五味属也。夫五味入胃，各归所喜，故酸先入肝，苦先入心，甘先入脾，辛先入肺，咸先入肾，久而增气，物化之常也。气增而久，夭之由也。

南北政脉有不应

北政之岁，少阴在泉，则寸口不应；厥阴在泉，则右不应；太阴在泉，则左不应。南政之岁，少阴司天，则寸口不应；厥阴司天，则右不应；太阴司天，则左不应。诸不应者，反其诊则见矣。尺候何如？曰：北政之岁，三阴在下，则寸不应；三阴在上，则尺不应。南政之岁，三阴在天，则寸不应；三阴在泉，则尺不应。左右同。故曰：知其要者，一言而终，不知其要，流散无穷。此之谓也。

太素脉法

脉理深奥，精于脉者，能诊断病证生死，固已奇妙，乃有精于太素脉者，且可测富贵贫贱，寿夭得失等情，则更神奇。今试言其大略。如脉象冲和，至数分明，谓之清，脉象散漫，至数混沦，谓之浊，故质清脉清，富贵而多喜，质浊脉浊，贫贱而多忧。质清脉浊，外有余而内不足，失意处多而得意处少也。质浊脉清，外不足而内有余，得意处多而失意处少也。富贵而寿，脉清而长有神，贫贱而夭，脉浊而促无神。若清而促者，富贵而夭，浊而长者，贫贱而寿。要略如此，神而明之，存乎其人，然须于平时无病者验之。

脉有灾怪

脉有灾怪，何谓也？假令人病，脉得太阳，与形证相应，因为作汤，比还送汤，如食顷，病人乃大吐，若不利，腹中痛。师曰：我前来不见此证，今乃变异，是名灾怪。曰何缘作此吐利，师曰：或有旧时服药，今乃发作，故名灾怪耳。余按对证服药，如反变异，其中原因不一。

六甲王脉非病脉

少阳之至，乍大乍小，乍短乍长。阳明之至，浮大而短。太阳之至，洪大而长。太阴之至，紧大而长。少阴之至，紧细而微。厥阳之至，沉短而敦。此六者是平脉也。将病脉耶，然皆王脉耶。冬至后，得甲子少阳王，复得甲子阳明王，复得甲子太阳王，复得甲子太阴王，复得甲子少阴王，复得甲子厥阴王。王各六十日，六六三百六十日以成一岁。

寸口脉平而死

寸口脉平而死者何谓也？然诸十二经脉者，皆系于生气之原。所谓生气之原者，谓十二经之根本也，谓肾间之动气也。此脏腑之本，十二经之根，呼吸之门，三焦之原，一名守邪之神，故气者人之根本，根绝则茎叶枯矣。寸口脉平而死者，生气独绝于内也。按此当与脉不满五十动而一止，一脏无气者，肾气先尽也。参看。

诊内外积聚瘤疾法

病有沉滞久积聚，可彻脉而知之耶，然诊病在右胁有积气，当得肺脉结，脉结甚则积甚，结微则气微。诊不得肺脉，而右胁有积气者何也？然肺脉虽不见，右手脉沉伏，伏者伏行筋下，浮者浮在肉上，左右表里，法皆如此，假令脉结伏者内无积聚，脉浮结者外无瘤疾，及有积聚脉不结伏，有瘤疾脉不浮结，为脉不应病，病不应脉，为死病也。又《金匮》诊诸积大法，脉来细而附骨者乃积也，寸口积在胸口，微出寸口积在喉中，关上积在脐旁，上关上积在心下，微下关积在少腹，尺中积在气冲，脉出左积在左，脉出右积在右，脉两出积在中央，各以其部处之。

肝沉肺浮相反发明

肝青象木，肺白象金，肝得水而沉，木得水而浮，肺得水而浮，金得水而沉，其意何也？然肝者非为纯木也，乙角也，庚之柔也，大言阴与阳，小言夫与妇，释其微阳，而吸其微阴之气，其意乐金，又行阴道多，故令肝得水而沉也。肺者非为纯金也，辛商也，丙之柔也，大言阴与阳，小言夫与妇，释其微阴，婚而就火，其意乐火，又行阳道多，故肺得水而浮也。肺熟而复沉，肝熟而复浮者何也？故知辛当归庚，乙当归甲也。

耳闻鼻嗅发明

经言心主臭，肺主声，鼻者肺之候，而反知香臭，耳者肾之候，而反闻声，其意何也？然肺者西方金也，金长生在巳，巳者南方火也，火者心，心主臭，故令鼻知香臭。肾者北方水也，水长生在申，申者西方金也，金者肺，肺主声，故令耳闻声。

推原积聚得病月日

五脏之积,各有名乎?以何月何日得之?然肝之积,名曰肥气,在左胁下,如覆杯,有头足。久不愈,令人发咳逆痎疟,连岁不已。以季夏戊己日得之。何以曰之?肺病传肝,肝当传脾,脾季夏适王。王者不受邪,肝复欲还肺,肺不肯受,故留结为积。故知肥气以季夏戊己日得之。余如心之积,名曰伏梁,起脐上,大如臂,上至心下。久不愈,令人病烦痛。以秋庚辛日得之。脾之积,名曰痞气,在胃脘,覆大如盘。久不愈,令人四肢不收,发黄疸,饮食不为肌肤。以冬壬癸日得之。肺之积,名曰息贲,在右胁下,覆大如杯。久不愈,令人洒淅寒热,喘咳发肺壅。以春甲乙日得之。肾之积,名曰贲豚,发于小腹,上至心下,若豚状,或上或下无时。久不已,令人喘逆骨痿少气。以夏丙丁日得之。则其故皆可仿此类推而知矣。

泄凡有五

泄凡有五,其名不同。有胃泄,有脾泄,有大肠泄,有小肠泄,有大瘕泄,名曰后重。胃泄者,饮食不化,色黄。脾泄者,腹胀满,泄注,食即呕逆。大肠泄者，食已窘迫。大便色白，肠鸣切痛。小肠泄者，溲而便脓血，少腹痛。大瘕泄者，里急后重，数至圊而不能便，茎中痛，此五泄之法也。

八会发明

经言八会者何也？然府会太仓，脏会季胁，筋会阳陵泉，髓会绝骨，血会膈俞，脉会太渊，气会三焦，外一筋直两乳内也。热病在内者，取其会之气穴也。按两乳内为膻中气海也。

伤寒有几其脉有变

伤寒有五，有中风，有伤寒，有湿温，有热病，有温病，其所苦不同。中风之脉，阳浮而滑，阴濡而弱。湿温之脉，阳濡而弱，阴小而急。伤寒之脉，阴阳俱盛而紧涩。热病之脉，阴阳俱浮，浮之而滑，沉之散涩。温病之脉，行在诸经。接此温字赅瘟疫而言。寒热候之何如，然皮寒热者，皮不可近席，毛发焦，鼻槁，不得汗。肌寒热者，皮肤痛，唇舌槁，无汗。骨寒热者，病无所在，汗注不休，齿本槁痛。

五邪中人各有法度

风中于前，寒中于暮，湿伤于下，雾作于上，风令脉浮，寒令脉急，雾伤皮腠，湿流关节，食伤脾胃，极寒伤经，极热伤络。又附六淫，阴淫寒疾，阳淫热疾，风淫末疾，雨淫腹疾，晦淫惑疾，明淫心疾，此义以阴阳风雨晦明为六淫也。

风湿宜微汗不宜大汗

风湿相搏，一身尽痛，法当汗出而解，值天阴雨不止，医云此可发其汗，汗之病不愈者，何也？盖发其汗，汗大出发，但风气去，湿气去，是故不愈也。若治风湿者，但微微似欲汗出者，风湿俱去也。

肿胀有水分血分气分水饮之异

经水前断，后病水，名曰血分，此病难治，先病水，后经水断，名曰水分，此病易治，何以故？水去，其经自下。气分证，心下坚，大如盘，边如旋盘，桂甘姜枣麻辛附子汤主之。若水饮所作，枳实汤主之。

辨发痈脓

诸浮数脉，应当发热，而反洒淅恶寒，若有痛处，当发其痈。若痈肿欲知有脓无脓，以手按肿上，热者为有脓，不热者为无脓。按外痈发于外，尚有外形可见，惟内痈更宜留心，故无论胸胁腰背，皆要按其痛处，若按之知痛，每夜发寒热，要防内痈，以其外不现形，最能误人。故知咳嗽胸痛之肺痈，胁痛寒热之肝胆痈，能食胃痛，夜间寒热之胃痈，腹痛脚不能伸之肠痈。推之身痛寒热，将发之流注，腿痛内溃之附骨疽，则临证自有真诀矣。

诊察瘀血

妇人年五十所病下利，数十日不止，暮即发热，小腹里急，腹满，手掌烦热，唇口干燥。此病属带下，曾经半产，瘀血在小腹不去。何以知之？其证唇口干燥故知之，当以温经汤主之。又病人胸满，唇痿舌青口燥，但欲漱水，不欲咽，无寒热，脉微大，来迟，腹不满，其人言我满，为有瘀血。又病者如有热状，烦满口干燥而渴，其脉反无热，此为阴伏，是瘀血也，当下之。

有故无殒亦无殒也

《经》云：妇人身重，毒之何如？曰：有故无殒，亦无殒也。大积大聚，其可犯也，衰其大半而止，过者死。示人以通变之道，今略举《金匮》二条以证之，一为妊妇宿有癥病，经断未及三月，而得漏下不止，胎动在脐上者，此为癥痼害。妊娠六月动者，前三月经水利时，胎也。下血者，后断三月衃也。所以血不止者，其癥不去故也，当下其癥，桂枝茯苓丸主之。一为妊娠胎胀，小腹如扇，怀妊六七月，脉弦发热，其胎愈胀，腹痛恶寒，小腹如扇，所以然者，子脏开故也，当以附子汤温其脏。

猪膏发煎治黄瘅之变法

黄瘅人知多系湿热，何有特别燥证，猪膏发煎滋黏之剂，似于证治不合，不知湿热郁于血分，久则津枯血燥，皮肤枯黄，饮食不消，腹大胃胀，有燥屎者，是非常法所疗，故特出猪膏发煎主之。

治痉用下之变法

《金匮》谓风病下之则痉，其治柔痉用栝蒌桂枝汤，治刚痉用葛根汤，惟此条则曰痉为病，胸满口噤，卧不着席，脚挛急，必龂齿，可与大承气汤，乃治痉急下机变之法也。

六经病欲解时

太阳病欲解时从巳至未上，阳明病欲解时从申至戌上，少阳病欲解时从寅至辰上，太阴病欲解时从亥至丑上，少阴病欲解时从子至寅上，厥阳病欲解时从丑至卯上。

汗下后用麻杏甘石汤之变法

有汗不宜用麻黄，无汗不宜用桂枝，固也。然亦有汗出不得用桂枝，而用麻黄者。观论云：发汗，若下后，不可更行桂枝汤，汗出而喘，无大热者，可与麻杏甘石汤。一则因汗后，热反攻肺，一则因误下，热陷于肺，故皆汗出而喘，其外反无大热，故用麻黄开肺利气，佐杏仁降气，甘草石膏清热养津，虽有汗出，麻黄不致伤其表矣。可见有汗无汗分麻桂二法者，特为外邪初感常法言也。

治痞用五苓散之变法

仲师治心下痞多用泻心方法，惟兹条则变其法。曰：本以下之故，心下痞，与泻心汤痞不解，其人渴而口燥烦，小便不利者，五苓散主之。此利膀胱之剂，所以变泻心汤之法也。

识燥屎之变法

仲师辨燥屎，以不大便数日，或大便难，腹痛硬，潮热，手足濈濈然汗出为辨，始用承气下之。而此条并无以上等证，其文曰，病人小便不利，大便乍难乍易，时有微热，喘冒不能卧者，有燥屎也，宜大承气汤。乃识燥屎之变法也。

阳明有三气

阳明有胃气，有燥气，有悍气。胃气乃冲和之本气，燥气乃燥金之化气，悍气乃慓悍滑剂，别走阳明者也。病在悍气可攻，在燥气可攻，倘在燥气而胃气虚者，则不可攻。

蓄血有太阳阳明之辨

太阳病，身黄，脉沉结，小腹硬，小便不利者，为无血也。小便自利，其人如狂，血证谛也，抵当汤主之。阳明证，其人喜忘者，必有蓄血，所以然者，本有久瘀血，故令喜忘，屎虽硬，大便反易，其色必黑，宜抵当汤下之。辨太阳蓄血证，必验其小便利，辨阳明蓄血证，必验其大便易，亦各从其腑而辨之也。

伤寒除中

伤寒脉迟，六七日，而反与黄芩汤，彻其热。脉迟为寒，今与黄芩汤，复除其热，腹中应冷，当不能食，今反能食，此名除中，必死，试食以素饼，热复发者亦然。

小柴胡汤又能通达和胃汗解

小柴胡汤人第知为和解表里，及转枢出外之剂，而不知又能通达上中二焦，兼和胃汗解也。论曰：阳明病，胁下硬满，不大便而呕，舌上白苔者，可与小柴胡汤。上焦得通，津液得下，胃气因和，身濈然汗出而解也。

麻黄汤治寒伤营桂枝汤治风伤卫非定论

《论》曰：阳明病，脉浮无汗而喘者，发汗则愈，宜麻黄汤。又曰：阳明中风，脉弦浮大而短气，腹都满，胁下及心痛，久按之气不通，鼻干，不得汗，嗜卧，身及面目悉黄，小便难，有潮热，耳前后肿，刺之小瘥，外不解，病过十日，脉续浮者，与小柴胡汤，但浮无余证者，与麻黄汤。按此条本阳明兼少阳证，故宜小柴胡和解。若脉但浮无余证者，无少阳证也，故用麻黄发汗，以上两条既曰阳明，又曰中风，俱用麻黄汤，可见麻黄汤非仅治寒伤营也。又曰：阳明病，脉迟汗出多，微恶寒者，表未解也，可发汗，宜桂枝汤。又曰：太阴病，脉浮者，可发汗，宜桂枝汤。夫阳明太阴属于肌肉，乃或用麻黄汤，或用桂枝汤，可见桂枝汤非仅治风伤卫也。

伤寒脉浮紧中风脉浮缓非定论

《论》曰：太阳中风，脉浮紧，发热恶寒，身疼痛，不汗出而烦躁者，大青龙汤主之。又曰：伤寒脉浮缓，发热恶寒，无汗烦躁，身不痛，但重，乍有轻时，无少阴证者，大青龙汤发之。则太阳中风而曰脉浮紧，伤寒而曰脉浮缓，可见风或挟寒，寒或挟风，不可拘于伤寒脉必浮紧，中风脉必浮缓也。

大青龙为麻桂两方之变法

少阴虽亦有烦躁身重之证，但脉微细，或腹痛下利，不头痛为辨，是当别论。若辨明非少阴证之烦躁身重者，为阳邪内扰心肺，阴邪内闭营卫也。既是风寒两伤营卫，故于麻桂两法中去芍药之酸敛，易石膏之辛寒，内清心肺阳邪之扰，外解营卫阴邪之闭，经肺流通，津液周布，则汗出邪解，一如龙之兴云致雨，使烦热郁蒸，顷刻清肃。故曰大青龙乃麻桂两方之变法也。

小青龙为大青龙之变法

若内无阳邪之扰，而有寒水作逆，则去石膏之辛寒，易姜辛半夏五味之辛温，通阳逐饮，不取其大汗，故名小青龙汤。是又大青龙汤之变法也。

仲景处方用药之灵变

气有偏驳则病，药得阴阳五行之偏，是以偏治偏，必使归之于平，而后病愈。若不明阴阳五行之理，药性气味之殊，配合制度，未得其法，反与病忤耳。气焦香为阳，腥腐臊为阴，味辛甘淡为阳，咸酸苦为阴，阳动轻升浮，本天亲上。阴静重降沉，本地亲下，升浮力有厚薄，沉降力有轻重。故入人身亦有浅深之殊，或入经入腑入脏之异。故升浮而兼温热，达表力猛而发泄，此麻黄汤所以能治阴寒外闭也。沉降而兼寒凉，走里迅急而通利，此承气汤所以能破邪热内结也。是麻黄汤专用其气，取性之辛温以散寒，承气汤专用其味，取性之寒凉以治热。更有进者，若非阳热内结，而邪正混淆，阴阳痞隔而为中满者，则用生姜干姜辛温升浮，通其清阳，黄连黄芩苦寒沉降，破其浊阴，阴阳通和，则邪去正安，此泻心汤所以能治痞隔也。但二姜味厚，不同麻桂之味薄轻扬，故虽升浮，不甚走表，又以芩连沉降之力制之，遂为表之里药也。芩连气味清，不及大黄之味厚质重，故虽沉降，不甚迅利，又以二姜辛浮之力行之，遂为里之表药也。是邪不表不里，不宜表里之法者，惟转其阴阳枢纽，则变痞转泰，寒热均得其平，是用寒热调阴阳，气味通清浊也。如或阳盛热多，则二姜之热恐助邪势，而芩连沉降又不足开泄浊邪，遂别出心裁，不用二姜，但以黄芩易大黄之气香而迅利者，以泄浊邪。然大黄味厚下行急速，则中道之邪仍留不尽，乃不用煎法，以汤渍取汁，则味不出，而气厚味薄，味薄则行下缓，气厚则上浮以泄邪，故名大黄泻心，而不名承气也。若邪热虽盛，而元阳又亏，畏寒汗出，补泻两难，莫可措手，乃以大黄黄芩渍取其汁，峻泻中上之邪，别煎附子汁和入，以扶元阳，附子煎熟达肾甚速，不碍于上，三黄生汁泻上力多，不伤于下，扶阳泻邪一举两得。欲用气而碍于厚味，乃不煎而渍取其汁，此真意想天开，非心通阴阳造化之微者孰能之，此一药可以治众病，一病又不可拘于一药也。能知泻心汤之妙，即可悟乌梅丸之理，而白通加入尿猪胆汁，及附子与大黄同用，寒热补泻错杂并陈，则一以贯之，自无夹杂之疑惑矣。

咳嗽广义（附失血）

咳嗽不独肺也，《经》已言之详矣，其云聚胃关肺，是言咳嗽，肺胃总有连带关系，然吾尚有辨治，以广其义。如积热咳嗽或喘，得食暂停，少顷复发，嗽而多汗者，栀连或泻白散均合化滞之品，以多汗而为内有积热，不独咳嗽一症，以多汗而以清热治之，亦不独咳嗽一症。例如胸胁腹胃等痛，痛即汗出，亦多火痛，即身表发热，若见多汗亦当兼用清热。若夏秋暑热，身热而痛无汗，此为内伏暑热，外冒表邪，倘兼咳嗽，以荆防泻白或杏苏散出入酌用，先散表邪，如见汗渴，再用清里。又食积成痰，顽痰胶固，痰气升动，以致咳嗽，只消积化痰咳自瘥。又瘀血咳嗽，胸胁刺痛，胸膈满闷，宜紫菀、桑皮、郁金、桃仁等品治之。水停咳嗽，心下怔忡，宜小半夏加茯苓汤。表有寒邪，或寒邪包火，声哑，咳声不扬，宜麻杏甘石汤，或加贝母、枳桔，或小青龙汤加石膏酌用。又有劳伤肺肾，阴虚咳嗽，不可遽服参芪，宜先滋水制火，后用参芪益肺之品以助化源，使金水相生，阴生火降而咳自止，妄投参芪反致阳火愈旺，而阴水愈亏，每成干咳。丹溪云：上半日嗽多，胃中火旺，下半日嗽多，阴虚火旺，黄昏嗽多，下焦阴火上浮，宜敛而降之，滋阴而火自敛，不可妄认酸涩收敛，下半夜咳嗽，值肝旺时，有肝火冲肺者宜黛蛤散，有胃中痰火伏积，上逆于肺者宜泻白散，加海石枳杏栝蒌皮等品治之。至先痰嗽，后见血，多是胸膈痰盛，膏粱积热攻冲，先伤肺经之气，而嗽白痰，日久渐伤肺金之血，咳而吐血，治宜先清肺金气分之火，如泻白散加玄参、知母、茅根、藕节之类，后用清燥救肺，或桑叶、丹皮、紫菀、百合、条芩等品，以清肺经血分之火。干咳吐血，多是肺家伏火，故凡温补收涩等剂均不宜用，若久吐，间有血去火亦去，而阳气虚者，故有血脱益气用参麦散之法，或温摄用柏叶汤之法，若血去火愈旺者，但可滋阴凉血，不可径用益气及温摄之法。他如牙衄，乃阳明胃经血热，用升麻清胃汤入酒大黄，或犀角煎服，则血立止，即肾阴不足，亦是阴虚火旺，以知柏地黄或犀角地黄酌用，此治血热妄行之法，亦有当归合三黄同煎，则血凉而下行归经。昧者以为当归辛散，不宜治血热妄行，岂知与凉血同用即下顺归经。试观仲师立安胎饮，当归黄芩并皆重用，以治血热胎气不安，使血中热减，则归经养胎而自安同意，或以四物三黄同用，亦此意。

虚损真假疑似辨

虚损有真假疑似，不可不辨。往往有痰凝气滞，郁火冲动，致怔忡头眩，梦寐不安者，若作虚损怔忡，妄用参地枣仁萸肉等品，初或不觉，或见小效，不知补涩之味渐渐敛痰入于包络，旋发旋重，或变风痫抽掣，不省人事，甚或癫狂，不可救治。盖虚损而至怔忡，每先因肾亏劳心耗血，水不济火，虚火上冲，心神动惕，血不养肝，肝风上冒而头眩，其心肾之脉每动数虚大，肝脉急劲，乃木火偏胜，阴血虚损之象。兹因痰凝火郁，外证虽似，而脉则异，尺脉或沉静如常，两寸关或沉迟弦涩，以清阳不振，气滞痰凝故也。亦有因恼怒劳心，心肝火动为痰涎郁遏，火不得泄而怔忡者，甚或昏厥，寸关沉滞，而尺部或浮大似虚，此正因涎浊阻于中焦，而下焦阳气不能达于上也，亦非真虚，但理中上二焦，顺气清痰，则郁火解而痰自愈，尺脉亦即平复，倘细审有兼肾亏，亦必诊得寸关之脉调达，而无浊涎所阻，方可滋补，不然，气血未滋而痰涎更结矣。

又患咳嗽，或因风寒而嗽痰，或因风热内客而干咳，若作虚损而误补，则邪气内伏，反觉小愈，于是医者病者皆信为虚，更进补药，邪与气血胶结，神丹难疗。或邪久郁，动火而吐血，则更认为劳损。或邪火走注，一身皮肉筋脉皆痛，则认为血枯。或肺气窒塞，声闭不出，则认为哑劳，而不知由假成真，至死不悟，可胜悼哉。夫虚损咳嗽，虽亦有发热之症，然咳声无力，两颊常红，尺脉虚数，或肺脉虚大，而不弦滞，皆由肾伤水耗，相火上炎犯肺，方可用滋水涵本之法。若脉虽弦数，肺脉沉滞，须防风寒外闭，或肺脉虽大而有力，尺部不虚，恐邪郁化火，皆非虚损，治当清理泻邪，其初起每有恶寒发热之状，亦须细辨之也。且虚劳咳嗽由渐而来，外邪咳嗽卒然而至。

又有失血亦须辨治，或因用力动火，宜和络化瘀调中，或因暴怒气逆动血，宜顺气化瘀，或因外邪郁火冲动，皆当清邪化瘀。庸手一见血证，率用滋黏苦寒，间或因用力及暴怒动血者，得寒润滋补血虽暂止，瘀血随之，续生新血不能遁行归经，满则必溢，故逾时复吐，吐过又补，卒至愈而又发，旋发旋重，因误补而致不救。变证尤多，犯此弊者不可胜计，总竭心力治之，半愈者已幸，痊愈者十难二三。或血证虽不发，而咳嗽终难除根，带病延年即为万幸。嗟嗟！医者不悟，病者畏虚，甘于补死。殊不思虚损失血先劳伤肝肾者多，其关尺当然虚动，或弦数，兹即非虚损，当审其所因，以清理化瘀随证施治，瘀化气和其血自治，复饮食调养得宜，自渐复元。虚实辨明，攻补易施，乃纯虚纯实之证易辨易治，而虚实错杂疑似之证难辨难治，故于正虚挟邪及实证类虚，虚证类实者，讵可不研究通变，而辨治之耶。

真寒假热辨案

有数十岁老人，数年前疟根未除，每至夏秋则发，后又呕吐战振，筋脉掣痛，小便黄赤，大便干少，面有红光。或谓肝郁化火，犯胃作呕；或谓胃阴不足，故小便黄赤，大便干少也。不知脉虚涩少神，舌苔白腐而厚，此中焦虚寒，浊阴聚胃，胃阳不振，故致呕吐等证，非肝火上逆，胃阴不足也。其小便反黄赤何也？倘不辨明，误认为火，而用凉药者有之。夫火炎上，水流下，自然之性也。故火有余，先盛上而后及下；水有余，先盛下而后及上。然至变，水激之可使在山，失其就下之性，火若以寒冒之，则屈伏在下，失其炎上之威。三焦者相火用事，主熟腐水谷而化精微，生津液而通水道，故能清浊不混。斯上焦如雾，中焦如沤，下焦如渎也。舌则虚寒不能化气，则胃中汤饮痰涎浊阴凝聚，衰弱之火势必不能炎上，而屈伏于下，二便异常，即《经》云：中气不足，溲便为之变也。仲景谓：脉沉迟，不能食，身体重，大便反硬，曰阴结。此谓阴寒凝结也，作火治误矣。今脉虚涩，身重不思食，大便干少，正阴结也。再验之于舌，舌为心苗，心为君火，脾胃为土，火土相生，故胃中清浊寒热，色必见于舌，若苔黄厚腻，胃中浊阴凝聚，白为土少生气，相火衰弱，宜用辛温助阳化浊，甘酸培土和肝。倘系胃阴不足，舌当光绛无苔，今口中并无酸苦，亦非肝火上逆，中焦湿聚，故气化不行，下焦反燥，大便干少，面有红光，因呕多气逆，若气平，红光自退。总之，面红便少溲赤，皆上下之假热，舌苔白腐，脉虚涩，乃中焦之真寒，又兼疟根未除，膜原必有结邪，遂用制半夏、姜、附、参、苓、桂枝、白芍、乌梅、草果仁一剂，甚效，后去乌梅，加川朴，连进十余剂，每剂附子二三钱，胃开病愈，大便反溏，小便反清。盖三焦气化行，水道利，而阴浊下也。脉证舌苔须参核通变，白苔虽多属寒，然如瘟疫初起，苔白厚如积粉，此秽浊之邪包热在内，其人必昏愦发热，或恶寒，故尤可用达原饮开泄膜原结邪，俾热邪透达，后再清之。

阳虚初感暑湿毋径进寒凉

若其人体盛色白，或不白而肌松，素质阳虚，即感暑湿，往往凉药不效。以阳虚凉药入口，中气先馁，不能运药驱邪。舌苔虽边黄，中必白滑，是外感暑邪，中却虚寒。宜先用辛温通阳，使中阳得振，舌中亦黄，再用凉药解热而愈。如带厚腻舌苔，乃热伏湿中，尤当先用苦辛开泄。倘见热甚，骤用凉药，湿遏而火反伏，必淹延难愈，或作洞泻，则湿未罄而暑邪内陷变证，不可不知。

中热昏倒毋概投寒凉

中热，即暑热时昏沉卒倒，暴发热病之重者。每有兼痰饮及冷滞饮食阻塞中焦，胃络不能上通于心，致昏沉不省，胃阳抑遏，反手足厥冷。故须审察，不可概用寒凉，宜先疏化开达，使胃气宣通，胃阳敷布，必肢温有汗，始可清热。

肺胃为发汗两大法门

仲师用麻黄汤治无汗恶寒发热喘满，独加杏仁以理肺气，默示肺气壅遏，则皮毛郁开，不能作汗，此开发肺主皮毛，以润肺气为理肺发汗之真诀。用桂枝汤治有汗而邪不解，注明服药后食稀热粥以助药力，默示解肌和营，必胃气松动，方能敷布作汗，助以热粥则胃液敷布，自然汗出肌解，邪散营和，可见有汗之证胃无壅滞，此开发胃主肌肉，疏利胃气，敷布胃阳，为谓胃发汗之真诀。至于头汗条中，明言但头有汗，遍身无汗，多系食饮瘀热，蓄结中焦，胃阳不能通达，阻隔周身升降道路，故遍身不得出汗，治以宣发胃气，疏通经络自愈。今用仁、苏叶、枳、桔、桑皮、象贝、栝蒌皮，名理肺发表法，宣通肺气，治风寒壅肺，恶寒发热，喘满无汗之证，悟从麻黄汤用杏仁理肺发汗法中化出。以枳、朴、半夏、陈皮、麦芽、香附、苏叶等，名调胃发表法，疏散胃滞，宣扬胃气，以治痰食滞凝中焦，痞满无汗，邪不解之证，悟从桂枝汤啜热粥，调胃发汗法中化出。师其法而不泥其方。

游疟证治

游疟之证先起三阴疟，反又加一发，是连发两日，只停一日。多因脏气不足，疟邪有余，则游溢他经，故连发两日，只停一日。法宜先治本经见证，如系厥阴先以逍遥散加升麻，系少阴六味地黄加升柴，系太阳补中益气加减，俱用升柴提还本经之邪，则所游之经自退。又有疟痢并作之证，或恶寒足冷，乃阳邪陷于阴分，宜羌独败毒散加归芍，提其阴分之邪外解，为喻嘉言逆流挽舟之法。若见痞满呕恶昏沉，因多兼痰食，治宜兼开痰导滞，如草果饮提拔伏邪外出，此为治疟真诀。大抵治三疟不效者，以未得治法，不去病根，非截补不当，即是失散表邪，及失戒荤腥油腻，致邪留陷，变证多端。凡能食而热不除，须节减饮食，使不助热而热自减之一法，凡膏粱厚味积热及疳火皆然。

奇恒痢证治

奇恒痢一证人多不识，张隐庵谓其证三阳并至，三阴莫当，九窍皆塞，阳气旁溢，咽干喉塞痛，阳并于阴，薄为肠澼，其脉缓小迟涩，血温身热者死，热见七日者热。盖阳气偏剧，阴气受伤，是以脉小沉涩。宜急用大承气泻阳存阴，缓则不及。若不知奇恒之因，诊其脉气平缓，而用平易之药，必至误事。奇恒者奇于恒常之谓乎，修园有诗云：奇恒痢疾最堪惊，阳并于阴势莫惊，喉塞咽干君切记，大承急下可回生。

痢与霍乱偶有发斑

有一种外感疫痢，内蕴暑湿，为外邪所束，致恶寒身痛，下痢纯血或下黑色，痞满呕吐不食，甚或肢厥脉伏。若妄用苦寒，邪愈陷遏，不死不休，宜解表散火，或荆防败毒散加减，散表疏络。有汗大出，肢温脉出而愈者，有发斑肢温脉出而愈者。霍乱中亦偶有此证。人知痢中有夹带外感，而不知痢中有夹带发斑也。人知霍乱中有夹带表邪，而不知霍乱亦有夹带发斑也。总之，有表证脉浮无汗，或脉伏无汗，发表即寓发斑；斑出而不化，热不解，表证尚在者，散表即寓化斑；有汗无表证，脉沉数，斑不出，清里即寓发斑；斑出不化，表解而里仍热，清热即寓化斑；或夹有痰饮食滞，致斑不出，或不化，化痰导滞即寓发斑化斑。尚有一种斑出热不解，非痰食夹滞，系因胃津亡者，宜主以甘寒，重则如玉女煎，轻则梨皮蔗浆之类。或其人肾水素亏，虽未及下焦，先自徬徨矣，必验之于舌，药宜甘寒之中加入咸寒，务在先安其未受邪之地，恐其陷入易易耳。

消导治斑疹谵狂秦氏特识

秦皇士谓斑疹内伏，每用升透不出，反用消导而斑出神清者。如荤腥油腻与邪热斑毒纽结不解，唇舌焦裂，口牙疳臭，烦热昏沉，徒用清里，其热愈甚，倘用下夺，是速其死，惟升麻葛根汤以宣发之，重者非升麻清胃汤加减，不能清理肠胃血分中之膏粱积热，宜加山楂、蔻仁或砂仁、槟榔，多有生者。盖病从口入，热邪夹痰食为患者颇多，不可不知，其或舌生芒刺，反渴不消水，脉滑不数，多有夹食或痰所致，碍难寒润，拟枳栀豉汤加姜竹沥及芦菔等汁冲服，不但能化痰食，即燥火郁闭，亦非此不清。若率用苦寒抑遏，更致昏谵狂妄，或口噤不语之变。升麻葛根汤方即升麻、葛根、白芍、甘草，若去白芍，加石膏、知母，即名干葛石膏汤，能清阳明无形气分之热；去升麻，加丹皮、生地、黄芩，合干葛、石膏、知母、甘草，即名干葛清胃汤，治阳明气分消水之唇焦口渴；升麻清胃汤方升麻、川连、生地、丹皮、甘草、木通，欲宣化血分油腻积热，加枳实、砂仁、蔻仁、楂肉、麦芽；欲消痰润燥，加姜竹沥、芦根汁、莱菔汁。

伏斑内斑当注意（附阴斑黑斑）

邪热陷入阴分，脉静神呆，舌苔灰黑，或舌中黑晕黑点，或红点，外不甚热，脉亦沉缓，但神识时有昏谵烦躁，防有伏斑。其脉静身和，非邪退正复，乃邪热陷于阴分也。法宜宣通气血，透提斑毒，如连翘、银花、紫草、楂肉、刺蒺藜、赤芍、天虫、犀角、角刺、贝母、郁金之类酌用，透提外达，自然毒透神清。又有一种内斑因温疫时感，其斑毒郁发肠胃嗌膈之间，目赤肢冷，昏谵烦躁，气急痞闷，不欲见火，恶闻人声，耳聋面红，或火极似水，反作寒栗，是皆内斑之象，治以银翘、紫花地丁、赤芍、丹皮、生楂肉、紫草、人中黄、鲜石菖蒲等，宣通解化，俾脉和神清，方为斑化毒解。阴斑者其人或劳倦内伤，阳虚劳发，或内有伏寒，又妄进寒凉抑遏，逼其虚阳浮散于外，致斑点淡隐欠达，或肢体微见数点，面赤足冷，间或下痢清谷，乃阴证格阳，脉虽洪大，按之无力或沉微，为阴证虚斑，方或补中益气加减，或理中加归芪等酌用。黑斑本不可治，若黑而光亮，热胜毒盛，其人气血尚充者，治之得法，间有生者。斑疹亦是邪之出路，故发出宜肢温，脉气流利，神情清爽，方为外解里和之候。如出后肢冷脉微，反昏沉者，乃正不胜邪，内陷为患，或胃津内涸之故。

温热验齿叶氏特识

叶氏谓温热病看舌外，亦须验齿，诚为特识。盖齿为肾之所余，龈为胃之所络，热邪能燥胃津，亦耗肾液，且二经之血皆走其地，病深动血，结瓣于上，阳血色紫如干漆，阴血色黄如浆瓣，阳血清胃为主，阴血救肾为主，若证更逆者难治。齿若光燥如豆石者，胃热甚也，尚可清泄。若色如枯骨者，恐肾胃液枯难治，倘上半截尚润，乃水不上承，火上炎也，急用清火救水，待枯处亦转润为安。若咬牙啮齿，热邪化风者，痉病也，但咬牙者胃热，悍气走其络也。若咬牙关急，而脉证皆虚怠者，胃无谷气，内风乘虚袭络，水亏木旺，热极生风状也，虚而反见实象，是谓虚则喜实。若齿垢如灰羔样者，胃中津气无权，湿浊用事多死，初病齿缝流清血痛者，胃火冲激，即牙宣也，不痛者龙火内燔也，齿焦枯无垢者死，但焦有垢者，或肾热蒸胃浊，或微下之，或玉女煎清胃救肾，随机应变。

伏邪新感证治不同

伏气温热自内出表，先营后卫，宜先清营分，后清气分，故其病起初往往舌润而无苔垢。但察其脉软，或弦或微数，口未渴而心烦恶热，即宜投以清解营阴之药，迨邪从气分而化，苔始渐布，然后再清其气分。伏邪重者初起即舌绛咽干，甚有肢冷脉伏之假象，宜亟清透阴分伏邪，继必厚腻黄浊之浊渐生，此伏邪与新邪先后不同处。更有伏邪颇深，一时不能齐出，虽治之得法，而苔退苔淡之后，逾一二日舌复干绛，苔复黄燥，正如抽蕉剥茧层出不穷。即如秋月伏暑证，轻浅者邪伏膜原，深沉者亦多如此，不可不知。

热入血室似阳明胃实辨

热入血室之证多有谵语如狂，状如阳明胃热者，然有辨焉。血结者身体必重，非若邪在阳明之轻旋便捷，盖阳主轻清，阴主重浊也。今此证血络气脉阻痹，故身体必重，刺期门与小柴胡加减酌用。若延误致上逆包络，胸脘痞痛，即陶氏所谓血结胸也，海藏出一桂枝红花汤，加海蛤、桃仁，原为表里上下尽解之意。但热入血室证治约略有三，亦当通变，如经水适来，因热邪陷入而搏结不行者，宜破其血结。若经适断，邪乘血室空虚而袭之者，宜养营以清热。若邪热入营，逼血妄行，致经未及期而至者，宜清热以安营。人第知妇女有热入血室之证，至男阳明经病有下血谵语，亦是热入血室，人多不识，治法或以犀角地黄及桃仁承气等剂加减酌用，盖男女俱有此冲脉故也。

发黄谵狂当察蓄血

如太阳证邪热不得汗泄，随经而入营分，致血不荣于经，身目发黄，谵语如狂，喜忘，漱水不欲咽，若小便自利，小腹硬痛者，此为蓄血也，以桃仁承气汤下。大抵发黄知为湿热郁蒸阳明太阴证者多，而不知尚有太阳经热邪不得汗泄，热蓄血分而发黄者，故特录之。陶节庵谓伤寒蓄血医多不识，识则垂手取效。

脾绝似黄证

其证一身尽黄，鼻中冷气，摇头直视，环口黧黑，身体枯槁，形如烟熏，或寸口无脉，此脾家中土真气垂绝之证，非发黄也。书云胆气绝则面黄，脾气绝则身黄，其黄皆如土色干枯，甚无神气，将死之兆。

秋燥伤肺误治变证

嘉言谓一人因秋感燥热伤肺，寒热咳嗽，医误用辛温表散，致体羸，至冬不愈，复用参术等误补，则肺气蔽锢而咳嗽之声不扬，胸腹饱胀，不思饮食，肺热无处宣泄，食入不待运化而直出，食不入，肠中垢浊亦随气奔而出，故转变泻利不休也。法宜清宣润肺，仿泻白散及清燥救肺法，俾源流俱清，寒热咳嗽泻利等均止，果效。

热邪解后之伏痰等证

伤寒温热汗解后，热势渐退，间有目钝神呆，身重或痛，胸痞不畅，或少纳不饥，胃中尚有伏痰也。或包络余热未罄，及痰涎乘袭，脉多沉伏，或沉滑微数。亦有斑疹已透，尚觉昏沉，目睛微呆，或胸痞少纳，及身疼痛者亦然。治宜清宣余热而兼达痰，俾痰化热罄，诸症自愈，方宜连翘、莲子心、鲜石菖蒲、川贝、嫩钩藤、鲜淡竹沥、莱菔汁、芦根、木通、茯苓。如解后虚羸少气，或气逆欲吐者，宜养肺胃而清降余热，竹叶石膏汤加减。如解后身凉，独腹热未除，此脾尚有蕴热，宜生白芍、地骨皮、石斛、兰花叶、黑山栀，少加防风以透脾中伏火。如解后身凉，尚有耳聋耳鸣等症，乃余热留于少阳也，宜桑叶、菊花、丹皮、青蒿、石决明、鲜石菖蒲、生地、夏枯草等品，清解少阳余热自愈。总之余邪留何经，即见何经病证，或有病后发颐，以及狐惑、牙疳、口疳、身疮等症，亦皆因汗下清解等法未尽，邪热遗毒而致。

痰莫概泥黄热白寒

人每以痰黄稠为热，稀白为寒，此但言其常，而非言其变也。试以外感言之，如伤风咳嗽，痰随嗽出，频嗽而多，类多稀白，概泥寒治，有致困顿。盖火盛壅逼，频嗽频出，停留未久，故尚未至于黄稠，迨火衰气平，咳嗽渐息，痰出时长，反黄而稠，以火不上逼，痰得久留，受其煎熬使然。故黄稠之痰火气尚缓，稀白之痰火气反急而盛也。

扶正托邪用参莫疑

体虚感邪，散表而表不解，正虚无力托邪外出也，宜于解表药中少加人参，俾扶正易于托邪外出。故甚有时疫及斑证正虚不胜邪者，少入人参于辟疫治斑药内，有时全活颇多。阅《寓意草》自知，即仲师《伤寒论》方中类有用参，亦可想见，所以用药治病贵在机变。

内有伏热外反恶寒证治

一贵人病恶寒，时方盛暑，寝门重闭，床施毡帷悬

貂帐，身覆貂裘，而犹呼冷。延李士材诊之曰：此伏热
也。古人有冷水灌顶法，今姑通变用之，乃以生石膏二
斤浓煎，作三次服，一服去貂裘，再服去貂帐，三服而
尽去外围，体即蒸蒸流汗；遂呼进粥，病若失。此非具
有灼见特识，石膏焉如此重用，使庸手为之，必先拘
用解表之常法，殆矣。虽然，若寒包暑热之证，又当
机变。

寒包暑热恶寒证治

　　一人时方盛暑郁蒸，出行比返，大雨骤寒，衣履
尽湿，忽昏倒地，喃喃谵语，言有人揪之下，咸认为
祟。各医诊之，按脉沉分数大有力，体甚热而无汗，引
被自蔽犹恶寒。此连日暑热，为一时寒湿所束。宜先权
用辛温以发汗，待表之寒湿解后，再以辛凉清里，乃用
羌活、香薷、苏叶、陈皮等令先服，果汗出而多，不恶
寒反恶热，甚欲裸体，乃进白虎汤，去梗米、甘草，加
稽豆衣等煎服，逾时汗敛热退神清而霍然。此证在日间
受暑，晚间贪凉之人往往有之，与前证所异者在外包寒
处，故治法较前又当机变。

阳证似阴

阳证似阴者，火极似水也。例如少阴病，自利清水，色纯青，而用大承气者。又少阴病，四肢逆冷，或咳或悸，或小便不利，或腹中痛，或泄利下重，而用四逆散者。厥阴伤寒，脉滑而厥，里有热，而用白虎汤。又伤寒身大寒，反不欲近衣者，寒在皮肤，热在骨髓也。乃太阳本寒，兼少阴本热为病，以及夏秋伏热，霍乱吐利，舌苔垢浊，瘈瘲转筋，厥逆冷汗，内热外恶，热深厥深之候皆然。凡此皆阳证似阴类也。《经》云：身寒厥逆，其脉滑数，按之鼓指者非寒也，为阳盛拒阴是也。有句云：阳证似阴脉反沉，沉而有力要分明。唇焦热燥偏能饮，手扬足掷时不停。二便常难矢气臭，稀水旁流燥屎真。谵语高声频频发，衣被难安刻刻嗔。任使身寒肢厥冷，此是热深厥亦深。

阴证似阳

阴证似阳者，水极似火也。例如少阴病，下利清谷，里寒外热，手足厥逆，脉微欲绝，身反不恶寒，面赤，或腹痛，或干呕，或咽痛，或利止脉不出者，通脉四逆汤主之。厥阴下利清谷，里寒外热，汗出而厥者，通脉四逆汤主之。又大汗出，热不去，四肢拘急而痛，又下利厥逆而恶寒者，四逆汤主之。盖阳证至大汗，热当去，当不拘急，四肢不痛，今大汗出，热反不去，反拘急，四肢痛，可知汗是亡阳之汗，热是格阳之热，拘痛是亡阳身痛之候。又伤寒身大热，反欲得近衣者，热在皮肤，寒在骨髓也。此外热内寒，乃少阴标阴，兼太阳标热为病，以及阴极发躁，欲坐卧泥地井中，或面红目赤，渴不喜饮，及不消水，甚或虚狂假斑，脉或浮大，按之无力，亦宜用通脉四逆等剂，热药冷服之法皆然。凡此皆阴证似阳类也。《经》云：身热脉数，按之不鼓非热也，为阴盛格阳是也。有句云：阴证似阳脉沉细，纵然浮数按无神。面红目赤咽喉痛，呕吐身温烦躁生。有时甚欲卧泥地，二便通利有郑声。渴而欲饮仍不饮，大躁高呼顷刻停。阴盛格阳人莫疑，急投温剂冀回春。

大实有羸状

一人患湿疮起因，用劫剂外治而愈，旋而变痢，治之未几，而痢亦止，旋又变口糜呃逆，神倦乏力，不思食，欲脱之状。后幸遇名医，谓痢虽止，邪仍未罄，口糜乃湿滞熏蒸也，复呃逆者下不通反逆上也，不思饮食者湿滞阻塞也，即大实有羸状也。须复导之，仍痢乃佳，但必依脏位而递分五色后导之，果五色痢下，初青，次黑，次黄，次赤，又次白，至白积下而痢清矣，以肺位最高，应脏色也。此非卓有特识，能起坏证于垂绝乎。

大虚有盛候

一妇经阻年余，腹形渐大，呕不纳食，日仅饮藕汁一二杯，已待毙矣。前医或言气聚，或言症瘕，杂投香燥辛散，以至危殆。幸有名医见其弱不胜衣，喘不成语，按脉三部细若游丝，右关独大，独处藏奸，知其病在厥阴，而损及太阳，遂以甘缓之剂，一进而逆止，再进而食增，继以育阴益气，经通而胀满悉除矣。此证初不过液枯气结，木乘中土，复攻伐太过，阴液日涸，以至肝阳莫制，阳明益困。但阳土喜柔，甘能缓急，进甘缓者治肝即以救胃，两全之道也。

塞因塞用

一儿夏患疮疡，投以苦寒之品，至秋渐至浮肿便秘。儿科进以导利，肿势日甚，延至半年，仅存一息，绝食已有二日。后经名医诊治，见其肿甚，面目几不可辨，脉亦无从举按，因思久病多虚，复多服寒凉及利导，脾土更衰，不能制水，斯肾水泛溢，三焦气化不行，水渗皮肤肌肉，水盈则气促而欲脱。拟急进独参汤，以助肺气，肺司一身之气化，且有金水相生之义，兼能通调水道。奈乡间人参不易购办，只得以上于术一两，煎浓汤服之，即觉痰声渐退，后以六君子重用参术，至半月而肿尽消，诸症亦除，是塞因塞用之道也。

通因通用

王肯堂精医术有盛名，年八旬患脾泄，群医咸以年高体虚，辄投滋补，疾愈甚，惟李士材先生视之曰：公体肥多痰，愈补则愈滞，当用迅利药荡涤之，能弗疑乎？王曰：当世知医者惟我与尔，君定方，我服药，又何疑。遂用巴豆霜去油净服，即下痰涎数升，疾顿愈，使拘年高体虚，及下多伤阴之说，疾何能瘳。《经》云：通因通用，信然。曾观《金匮》云：下利，三部脉皆平，按之心下坚者，急下之，宜大承气汤。又下利，脉迟而滑者，实也，利未欲止，急下之，宜大承气汤。又下利谵语者有燥屎也，小承气汤主之等语，亦概可征矣。

中虚膈气危证奇验

一人病膈气已十余日，粒米不入，始吐清水，继则甚吐绿水黑水，呼吸将绝。嘉言令其先服理中，服下自觉内气已接，以胃底黑水肠中臭水既出，是胃中津液久已不存，故先用此汤分理阴阳，以救中气，后用代赭旋覆汤服下。患者果曰好药，吾气已转入下焦矣，即吐止思粥，再用调补药善后。再观嘉言论治脾虚失健运而致胀满，有三法，一培养，即补益元气；一招纳，即升举阳气；一解散，即开鬼门洁净府也；大抵或攻补兼施。若一味妄攻，往往大伤元气，反形硬如铁石之假实证。

笑哭奇证辨治

王纶音忽得怪证，笑时即泪出，必大恸而后快，脉左寸实，口苦。诸医不识，一医以甘草、连翘、远志、茯神，加大枣一剂，知心中开爽，病去八九，次日加小麦、萱花，多服数剂，咸讶其病愈之速，不知此为手厥阴包络之病。《经》云：心主舌，在天为热，在地为火，在声为笑，在变动为忧。又云：肺在声为哭，在志为忧，忧伤肺，喜胜忧。今无喜之可胜，而忧之象适应肺，宜其号泣而不自禁，且笑为心之本志，哭为心之变象，泪乃肝之见端，彼以忧易喜，是犹将牿亡之性，清夜平旦之时，萌蘖犹存，故先以笑呈其未亡之性，继之以哭，犹牿之反复，其天真随见随隐，不能自持。幸病起未深，若至深久，将变止见号啕，而并无所谓笑者矣。至于泪随笑出，是心肝之火所致，心忧则肝必郁，以类相感，金从火化，故肺叶随举，而上溢为泪。心肝乃子母之脏，子病母亦病，相因之理也，方盖师仲景甘麦大枣汤之意。

溲闭腹痛脐突肠出奇证辨治

一小男痘后患此证，嘉言用黄芩、阿胶两味，大进十余剂，三日后即得小便，五日后水道清利，肠收肿消而愈。人咸奇讶，不知人身之气全系于肺，肺清则气行，肺浊则气壅，肺主皮毛，痘不成浆，肺热太过，肉起甲错，多生肺痈，痈者壅也，岂非肺气壅滞而然，其腹痛叫绝者，壅之甚也，壅其致水道愈闭，气横行腹中，小肠且为突出。今以黄芩、阿胶清肺润燥治其源，源清流亦清，斯气行而壅自通矣。病造其极，简单多用力夺，可以下行取效神速，再以格物学理言之，凡禽畜之无肺者无尿，故肺不清而水道不利，当清润肺金为急，岂可概拘五苓、八正常法混施哉。

老年耳聋耳鸣肾虚气逆证治

人年五十以外肾气渐衰，每从阳上逆，致耳鸣失聪等证，宜用左磁丸合地黄、鳖甲、龙骨、五味子、川楝子、萸肉等品以潜之，令阴气纳于本宫，不致上触清窍自效，此中自有至理，试观收视而视愈明，返听而听愈聪者，知非臆说也。

阴虚喉证

阴虚喉证，虚火上炎也。咽喉肿痛，饮食难进，人每妄用寒凉，但日轻夜重，并不口渴舌燥，则为虚火上炎，服寒凉当然反剧。少阴之火，疾如奔马，治苟得法，即可驯伏，章虚谷曾用附桂八味加牛膝等引火归原而愈。或有过伤寒凉，残焰无存，虽用桂附，往往难救。辨证用药，总须审慎。如实火在心肝肺胃间，咽喉旁必肿硬，其色紫赤，悬雍不甚下垂。盖悬雍属肾，虚火必悬雍下垂甚长，喉旁虽肿亦软，而色不甚紫赤，或淡红，或痰湿熏蒸而腐烂。实火寸关搏指而不流利，尺脉沉实。若虚火脉多无力，或虚数，或迟，或豁大按之无力，或尺部软弱。倘虚火而兼外邪，须先微辛清解，后再引火归原，机变而治。

头痛有因胃滞积热（附齿痛）

头痛亦要审有无胃滞，若胸脘欠适，当参用化滞之法，以头痛每有因胸脘痰饮食滞而起，致厥气冲逆而头作痛，故保和散等法无论外感内伤，用每多效。以外感表邪亦要宣通胃阳，方易汗解，故疏散胃滞亦为发汗散邪妙诀。胃滞不散，致酿积热，则当兼清积热。即齿痛亦然，虽所因不一，然以阳明积热为多，故清胃汤加减堪为主治齿痛之方。但尚有分别，若膏粱食气已化，惟存积热，热而无滞，可用清胃汤直折。若积热虽重，厚味尚未化尽而有滞，纯用苦寒，致滞气愈遏而热愈甚，当仿郁火证用升阳散火法则愈，故宜以清胃汤加白豆蔻仁、山楂肉取效。大抵肠胃积热多系酒肉食滞蕴酿而成，化散胃滞，积热自清，每以此法推治口疮及疳火疳积，多获奇效，颇得积热根本。故疮癣齿痛之人，不能淡薄滋味，必致迁延。

多汗经闭非虚

一女患经闭年余，发热食少，肌削多汗，将成劳损。医见汗多体瘦，误以虚治，诓投参术，其血愈锢。乃延嘉言诊治，见其汗出如蒸，曰：此证可疗，全在多汗，以汗亦血也。盖经血内闭，止有从皮毛一路透出，若无汗而血不流，则皮毛将枯槁而死矣。宜用极苦之药，以敛血气入内，而下通冲任，则热退汗止，而经自行，非补药所可疗治。遂以龙荟当归丸日进三次，月余忽经血略至，汗热轻减，将前丸只日进一次，又一月经血大至，而病全瘳矣。

病有上脱下脱

上脱者妄见妄闻，恍若神灵；下脱者不见不闻，有如聋聩。上脱身轻快而汗多淋漓，下脱身重著而肉多青紫。昔有新贵人，马上扬扬得意，一笑而逝者，此上脱也；有寝而遭魔，身如被杖，九窍出血者，此下脱也。善调者，使坎中真阳上升，如冬至一阳生，天地翕然从其阳；使离中真阴下降，如夏至一阴生，天地翕然从其阴。是身中原有大药，岂区区草木所能方其万一哉。夫阳者亲上，露则鼻汗淋漓，目中汪汪，面如渥丹，飞扬外越，孰从而把握哉，法当育阴潜阳。试以格物之理明之，畜鱼者必置介类于其中，以鱼虽潜物，性乐于动，用介类沉伏之物，能引鱼之静潜，同气相求，理通玄妙，故治真阳飞越不以介类引伏不潜也。此义直与奠元圭以告平成，施八索而维地脉，同符合撰，外此或兼用三法，涩以固脱，重以镇怯，补以理虚是也。

夏月盛热欲著复衣 冬月盛寒欲裸其身

其人脉微而涩者为亡血，此为医所病也，大发其汗，令阳气微，又数大下之，令阴气弱，阳微则恶寒，阴弱则发热。夏月阳气在表，胃中虚冷，以阳气内微，不能胜冷，故欲著复衣。冬月阳气在里，胃中烦热，以阴气内弱，不能胜热，故欲裸其身。按欲著复衣，欲裸身，当活看。

脉知隐疾生死

姚蒙，字以正，明时人，以医名于世，尤精太素脉，言人生死祸福，每奇中，而性特异，求者户常满，于贫人每施方药却酬金，于富贵人礼貌间苟不当意，往往弗顾。时都御史邹来学巡抚江南，召蒙视疾，见邹高座不为礼，即直视不发言，邹引手令诊，蒙却不前，邹始悟，乃呼座坐之，诊毕曰：大人根器上别有一窍，常流汗水，然乎？邹大惊曰：此余隐疾，事甚秘，汝何由得知？曰：以脉得之，左手关脉滑而缓，肝第四叶合有漏，漏必从下泄，故知之耳。邹始改容谢，且求方药。
蒙曰：不须药，至南京即愈。以手策之曰：今日初七，
须十二日可到。邹遂行，届十二日晨，适抵南京，竟
卒。噫！如姚蒙者，医亦神乎技矣。

热病胸闷舌苔黑润有伏痰证

有起病身热胸闷，舌苔黑润，外无险恶形状，此胸
脘素有伏痰也。不必张皇，但用薤白、栝蒌、桂枝、制
半夏等品一剂，黑苔即退，诸恙亦瘥，或不用桂枝，易
枳实、陈皮亦可。

痛病有治血分而愈

丹溪谓诸症莫逃乎四因，即痰食气血也。乃有人患
痛症，往往先以气药，继以痰食药疗之，均无效，治以
血分药，如桃仁、红花、乳香、没药等甚效，可见痛证
不可拘用香燥利气及消导之常法。《内经》原有血病身
有痛者，治其经之训也。

血虚亦有烦躁渴饮

烦躁渴饮，虽多实证，然久病血虚亦有此症，不可不辨而明之。其证午后颧颊带红，寒热烦躁渴饮，脉浮洪，按之无力，但不喜冷饮，此为血虚烦躁渴饮也。宜当归补血汤，神效。

药有巧施外廓法

名医张锐治一妇将产，病伤寒阳证，亦照常按法施治。曰：儿已将生，何忌堕胎。果儿生病去，至次日妇大泄不止，又喉痹不能食，他医交指其疵。曰：二疾如冰炭，锐独以附子理中丸裹紫雪丹吞之，盖喉痹非寒凉不可，及下咽则消释无余，迨至腹中止泄，附子理中之效也，故一服而二疾皆愈。喻嘉言治一久患寒疝积块老人，法亦仿此变通，此老脾气不旺，而又碍难猛投姜、桂、附子等药，恐旧疾未除，新疾又起，嘉言亦以活法治之。先以姜、附、桂为小丸，晒令极坚，后以参、术等细末，裹外廓为衣，俾咽胃知有参、术，而不知有姜、桂、附子，迨送达积块之所，猛烈始露，庶坚者削而宿根可尽除也，果效。推之丸药为衣法，义亦同，他如朱砂为衣，取义色赤入通于心，可以护送诸药而达心也。青黛为衣，取义青色入通于肝，可以护送诸药而达肝也。至攻治恶疮之药，有用葱叶包裹吞入，取其不伤喉膈而达疮所也。即煎剂亦有仿此法而变通者，如用大剂桂附煎好，投生黄连二三分，一沸即起，俟冷服之，则热者内行下行，而生者外行上行，非外廓之意欤。

阐论服术消疾延年

湿痰浊阴上逆，胸脘胀闷，或眩晕等证，宜服苍术，不但消疾，且可延年。盖天食人以五气，地食人以五味，然地味养阴，何如天气养阳，天气健运，能挈地气以周旋，此载华岳而不重者，天气举之也。本此意以处方，用茅术一味取其气阳，可祛浊阴而通天气，《本草》列上品，《仙经》号山精者，诚重之也。每岁修事三四斤，米泔制好，或末或丸，每早开水送下一二钱，秋月宜减吞，另用麦冬煎汤送下，但初服似微觉其燥，服至一年，步履自觉轻健，目夜有光，非所谓服天气而通神明者欤。